ラーメンやめれば髪は勝手に生えてくる

東大医師が教える
最強の
育毛革命

松倉クリニック医師

田路めぐみ

はじめに

皆さん、自信を持って髪のケアができていますか？

遺伝だから、歳だから、薄毛は仕方ないとあきらめてはいませんか？

「薄毛」は古今東西、男性だけでなく女性にとっても、とても身近で切実なお悩みです。こんなに身近で、確実な治療法が心待ちにされているというのに、これだけ医学が発達した現代においても、なぜきちんと解決されないのでしょう？

それは、**毛根だけを発毛のターゲットとして注目し、髪を作っている「体」という土台づくりをおろそかにしているから**なのです。

髪の毛は、たった一つのスイッチを押しさえすれば自動的に生えてくる……そんな単純で都合のいいものではありません。

そもそも髪は、なくても生命活動に支障のない組織のひとつ。栄養が足りない、血の巡りが悪い、十分に睡眠がとれないなどの不利な条件が揃うと、いちばん初めに切り捨てられ、弱っていくものです。しかも、疲労やコリで詰まりやすい首のさらに上、体のいちばんてっぺんにありますので、栄養も届きにくく、容易にそうした状態になってしまうのです。紫外線にもさらされやすく、皮脂や空気中の汚れにスタイリング剤が絡んで溜まってしまったり、ストレスもかかりやすい場所ですよね。

派手な宣伝文句でいかにも発毛・育毛効果のありそうな成分が、仮に毛根まで届いたとしましょう。確かに、内服薬や外用薬だけでうまく効果が現れることもあります。けれどそれは、発毛に必要な土台の力が残っている方。それ以外のケースでは、薬にも反応しなかったり、多少改善が見られても徐々に薬の効果にも勢いがなくなり、結局元に戻ってしまったりします。

実は「髪よ、生えなさい」という信号が毛根に届いても、毛を作る細胞や、その細胞を養う頭皮、そして頭皮に栄養や酸素やホルモンを届けている体全体の臓器の機能に、〝毛を生やす力《パワー》〟がなくてはいつかは振り出しに戻り、いたちごっこを繰り返すだけ。

今までの薄毛治療が、どこか胡散くさいものというレッテルを貼られ続けてきたのは、まさにこの部分が解決されていないからです。

薬で無理に叩いても、髪は育ちません。
けれど体を中から立て直せば、髪は「勝手に生えてくる」のです。

動物が元気かどうかをみる際、毛並みや色ツヤをチェックしますよね。消化吸収力が良く、体のすみずみにまで十分に酸素と栄養が行き届き、ホルモンバランスが良く代謝がスムーズなら、自然と毛並みは美しく整うからです。

昔の美人の条件だった、艶やかで長く豊かな黒髪。子供を宿す母体に欠かせない栄養が整い、大切なホルモン群がしっかり出ているからこそ、美しく長い黒髪が育まれます。そこに男性は本能的に魅了され、髪の美しい女性には多くの求婚者が集まったわけですね。当然、性別が逆でも同様です。

それくらい、〝**髪は健康のバロメーター**〟なのです。

私自身、自らの薄毛危機を何度も乗り越えてきた経験から、今まで定番とされていた薄毛治療の問題点を洗い出し、それを解決すべく、２０１５年から、根本的改善を目指す育毛外来を行っています。

そこでは性別や年齢を問わず、さまざまなパターンの薄毛のお悩みに向き合ってきました。中には、他の病院やクリニックを転々としたり、いわゆる毛生え薬の副作用に悩まれた結果、薬に頼らない治療を求めて、私の外来にたどり着いて下さった方もたくさんいらっしゃいます。

副作用が懸念されるお薬は基本的に使いませんので、見る間にふさふさになる！といった、お薬ならではの急激な変化は実感しにくいかもしれません。けれど体の中から変えることで緩やかに、しかし着実に、髪は太くしっかりしたものに変化して、ハリ・コシ・ツヤを取り戻し、地肌の透けが徐々に少なくなっていきます。

そして、**そうやって手に入れた髪と健康は、これからずっとあなたの生活の質を高めてくれる**はずです。

この本では、生活習慣上の改善ポイントに特に力を入れて解説していますが、体が本来持つ生える力の改善とともに、タイミングをはかって使う副作用の少ないお薬なら、それは治療効果を勢いづける頼もしい味方にもなります。

男性型薄毛（ＡＧＡ）においては、原因に男性ホルモンの一部が大きく関わっていますから、皆さんもおそらくご存じのフィナステリド（有名なものは商品名「プロペシア®」）という、比較的副作用の少ないお薬が広く使われていますね。うまく取り入れていけるなら、これも非常に有効な治療法の一つです。

けれど、髪に働くホルモンはほかにもたくさんあり、生活習慣を見直すことで髪にプラスの作用を持つホルモンを味方につけ、薬なしに薄毛を改善することだって十分可能なのです。

メタボがどうして薄毛の原因になるか、ご存じですか？

筋トレをすると男性ホルモンが増えて、薄毛を助長すると思い込んでいませんか？

ストレス解消や深い睡眠が、どれほど髪に大切か気付いていますか？

薄毛には、総合力で立ち向かわなくてはなりません。

たったひとつの働きかけでは太刀打ちできなくても、いくつかのターゲットを同時に攻めていくことで体の機能は高まり、結果として生える力も底上げされるのです。

残念ながら、多くの病院やクリニックでは、髪と生活習慣の深い関係を伝えることができていないように思います。ドクターの間ですら、その重要性が十分認知されていないうえに、知っていたとしても短い診療では、ただのお薬処方に終始するだけで、到底お伝えしきれていないのです。

まだまだあなたの髪のために、あなた自身が出来ることはたくさんあります。

この本はそんな方々のために、知っておいてほしいことをひとつひとつ取り上げ、それぞれがどう関わり合い、毎日の生活がどのようにあなたの髪を育てているのかを、できるだけシンプルに、けれど徐々にステップアップしながら分かりやすく解説していきます。

そして、わかっちゃいるけど実際何をどうしたらいいのかわからない、という方のために、「そうそう、そこが知りたかった！」という具体例も多く盛り込みました。

さぁそうとわかれば！

さっそく次の扉をめくって、気になる薄毛とサヨナラしていきましょう！

CONTENTS

MEAL
第2章

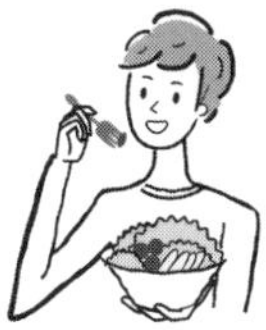

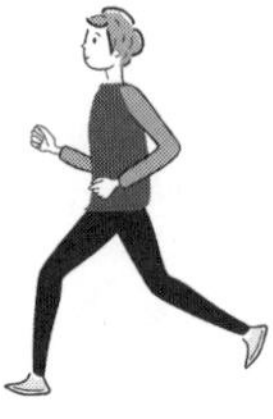

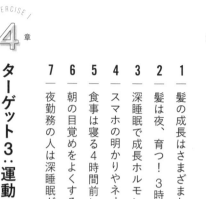

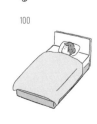

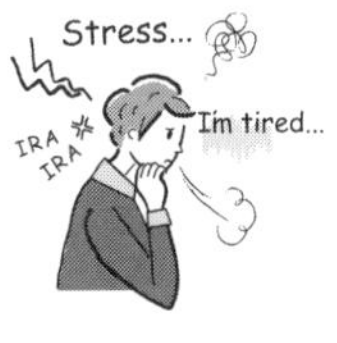
Stress...
IRA IRA
I'm tired...

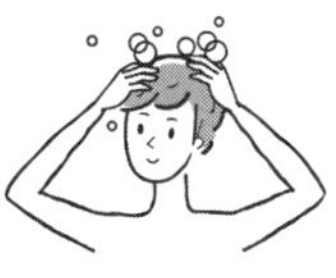

MEDICINE

第7章

育毛最前線　～知っておきたい育毛剤・薄毛治療の最新～　165

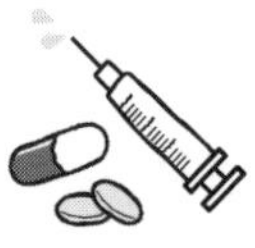

PROLOGUE

プロローグ

育毛革命で狙うべき4つのターゲット

PROLOGUE 1

薄毛の4大原因は食事・睡眠・運動・ストレス

高価な育毛剤をつけても育毛注射をしても、髪の土台である頭皮に栄養が行き届き、毛を作る細胞が働かないとまったく効果がありません。**細胞やホルモンがしっかり働くようにするためには、毎日の生活の中にヒントがあります。**それが**食事・睡眠・運動・ストレス**の4つです。

この4つのターゲットを攻略すれば、薄毛は必ず改善します。な〜んだと思われた方も多いでしょう。4つとも日常的な事柄ばかりですものね。

でも、その**習慣化された日常にこそ、薄毛の原因が隠されている**のです。

では、一つ一つターゲットについて解説しましょう。

ターゲット 1 食事

食事は髪に栄養をしっかり送り込むためにも大切な要素です。髪は東洋医学では「血余《けつよ》」と言われ、字づらどおり、血の余り物でできているのです。口から入ったものは胃や腸で吸収され、栄養となって、体を動かすために重要な臓器や血管に先に配分されます。髪はなくてもいいというわけではないのですが、命に関わる部分でもないので、栄養が回るのは後回し。

だから、**栄養そのものが不足していると、まず髪や爪がダメージを受けるのは当たり前**なのです。

髪に必要だけれども不足しがちな栄養は、主に**タンパク質、ビタミンC、B群、ミネラル群（特に亜鉛）**です。単に、カロリーだけ足りていればいいわけではありません。**糖質過多や加工食品が多い、など偏った食生活だと、これらの栄養素が不足し、髪の成長を妨げ、薄毛になっていく**のです（※それぞれの栄養については第2章で詳しく説明します）。

特に男性はラーメンやカツ丼など高糖質・高脂質でボリュームのある食事が好きな人が多く、カロリーはむしろオーバーしていても、ビタミンやミネラルを含む野菜や海産物、種子類などが不足する傾向にあります。これが習慣化されてしまうと薄毛はもちろん、メタボリックシンドローム、糖尿病、高血圧などさまざまな症状の原因にもなりかねません。

髪に必要な栄養をしっかり摂りながら、なおかつ糖質を抑えた食生活を送ることで、細胞そのものが元気に働けるようになり、**髪の成長に必要なホルモンもしっかり作用して、結果、体も髪も健やかになる**のです。

食生活に乱れを感じている人は、まずは毎日食べるものから見直しましょう。

ターゲット2 睡眠

人は人生の3分の1は眠って過ごしていると言われます。

睡眠は心身を休め、明日への活力を取り戻すためになくてはならない時間です。そして、その活力復活においては、寝ている間に分泌の高まる成長ホルモンやメラトニンが、主にその役割を果たしています。

特に**成長ホルモンは「ヒーリングホルモン」**とも呼ばれ、身長を伸ばす、筋肉を作るなど組織の成長と修復を促してくれるので、髪にももちろんいい影響を与えてくれます。昔から「寝る子は育つ」と言われますが、それは成長ホルモンと関係しているから。だから**成長ホルモンがしっかり分泌されれば、髪が太く長くなるよう、サポートしてくれるのです**。

成長ホルモンは年齢とともに分泌が少なくなってきます。大人が成長ホルモンをしっかり分泌させるためには、3時間以上の持続的な深睡眠をとることが必要です。

特に寝始めてすぐの睡眠サイクルにおいて成長ホルモンが最も多く分泌されるため、スムーズに睡眠に入るのも重要なことです。

さらに**睡眠のリズムを整えるメラトニンの働きもポイント**です。メラトニンは睡眠を促すホルモンで、睡眠前〜始まりに放出されます。朝の明るい光を浴びてから14〜15時間後に再び放出が始まり、睡眠への準備（眠気）に入ります。**メラトニンを放出させるためにも規則正しい生活が大切**なのです。夜間の明るい照明、特にPCやスマートフォンなどから発せられるブルーライトはこのリズムを乱すため、ベッドに入ってからもずっとスマホを見ていたり、寝る直前まで夢中でゲームをしていたりするとメラトニンが放出されにくくなり、成長ホルモンの分泌にも影響してしまいます。

健やかな髪の成長のためにもぐっすり眠れる環境を整え、よい睡眠をしっかりとりましょう。

ターゲット3 運動

「筋トレすると薄毛になる」
「トレーニングするとハゲになりやすい」

と都市伝説のように言われることがありますが、これは運動することにより男性ホルモンの代表格であるテストステロンが放出されるのが理由とされています。もっと単純に、男性ホルモンの多い人は薄毛になりやすい、なんて言われ方もされていますよね。

ですが、このテストステロンは骨や筋肉を作り、活力、エネルギーを生み出してくれるので、男性にとっては非常に大切なホルモンです。後ほど第1章で詳しく解説しますが、確かにいわゆる**AGA（男性型脱毛症）**は一部のテストステロンが引き起こし、髪の成長抑制に関わってはいるのですが、**運動することで、テストステロンと同時に成長ホルモンも放出される**のです。

つまり髪への作用は、テストステロンと成長ホルモンでプラスマイナスされ、結果的にはどちらが優位かというと、成長ホルモンのほうがよりパワフル！　成長ホルモンが放出されることで髪や頭皮の成長が促され、薄毛対策には効果的なのです。

逆に運動しないと、髪に不利な一部のテストステロンの働きだけが強く作用してしまい、薄毛が進行、ＡＧＡになる可能性が生まれるわけです。

運動は、週2〜3回、中等度以上のスポーツ、もしくは筋トレ＋有酸素運動＋準備運動を合わせて1時間くらいやるのが理想ですが、運動が苦手な人や忙しくて時間がない人はストレッチだけでもいいので、まずは体をほぐしながら動かすことからやってみましょう。体を動かすことで、食事もおいしく感じられ、睡眠時もスムーズに入眠できるので、運動はあらゆる面でいいことずくめ！　運動不足の人はぜひ見直して。

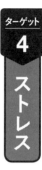

ターゲット4　ストレス

4つ目のターゲットはストレスです。

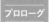

ストレスは今や現代人にとって、心身ともに影響を及ぼすもので、どんな人も何らかのストレスを抱えて生きているのが現状です。

過度なストレスを与えられると細胞や遺伝子を傷つける活性酸素が発生します。活性酸素とは、要は〝体のサビ〟。活性酸素が発生し細胞膜の機能が低下すると、栄養や老廃物の循環がスムーズにいかなくなり、頭皮に老廃物が蓄積されてしまいます。さらに遺伝子が傷つけられると、毛を作り出す細胞が死んでしまうことに。こうなると、もう髪は元気を取り戻すことができません。

また、活性酸素は内臓や皮膚、骨などあらゆる組織にダメージを与えて老化や生活習慣病の要因にもなります。

さらにストレスによって不眠に陥り、ぐっすり眠れないことで成長ホルモンの放出に影響を与えたり、食事もドカ食いしてしまって糖質過多になったり腸内環境が整わなくなって、髪に栄養が行かないという悪循環を招くことがあります。

ストレスは心身のあらゆることに関係し、髪とも深い関係があるのです。

ストレスをゼロにすることは難しいですが、発散させることは体にも心にも髪にも大切なことです。男性は女性に比べてストレスを溜め込む傾向にありますが、好きなことをする、体を動かしてみる、リラックスできることをするなど、ストレス発散を心がけてください。少しでもストレスが軽減できれば薄毛も改善されていくはずです。

以上の**4つが薄毛対策のターゲット**です。思い当たる人も多かったのではないでしょうか？　この4つは**どれか1つを頑張れば薄毛が改善するというわけではありません。大事なのは総合力**。食事だけ気をつければ髪が生えてくれるというものではなく、運動も睡眠もストレスも一緒にケアしなくてはいけません。逆に、どれかがダメだとしても、その他の3つで総合力を引き上げることも可能なのです。
また、**効果が出るまでには少なくとも3カ月くらいかかります**。髪は月に1㎝ほどの速さで伸びるため、1週間ぐらいではなかなか実感しづらいもの。だからこそ、習慣化して継続し、髪よりも早く実感できる体調面の変化を感じ取ることが大切です。

髪が生えるまでに時間はかかりますが、例えば食事などは、しっかり野菜やミネラルを摂れば、お通じがよくなったり、肌のトラブルが解消するなど、２週間ほどでなんらかのいい効果を実感できますので、自分の健康のためにも４つのターゲットを中心に生活を整えていきましょう。

あなたのがんばりに、髪は必ず応えてくれます。
それまでは地道にコツコツやり続けることです。

26～27ページに薄毛対策の**４大ターゲット、食事・睡眠・運動・ストレス**の中で、自分のどこが弱点なのかを把握できるチェックリストを作りました。

それぞれの項目ごとに、チェックが7～10つくと相当問題あり、４～６は注意レベル、０～３はある程度よい習慣ができています、となります。

いざ、自分の弱点がわかったら、第2章からのターゲットごとの対策を読んでがんばって実行してみましょう。できれば弱点だけでなく、総合的に４つのターゲットを攻略していくのが結果を出すポイントです。

あなたは
いくつ
当てはまる?

4つのターゲットのどれが弱点かわかる!

セルフチェックシート

ターゲット 1 食事

基本的なビタミン・ミネラルが足りているか、糖質過多・脂質過多はないかをチェック

- □ 保存食・加工食・高温加熱食が多い
（コンビニで買った弁当や惣菜が多い）
- □ 丼飯やカレーライス、ラーメンなど糖質が好き
- □ 脂っこいものや揚げ物をよく食べる
- □ ソースやドレッシングをたっぷり使う
- □ 早食い・大食い・寝る前食いが多い
- □ スナックや甘いものがやめられない
- □ 野菜はレタス・キャベツなど淡色のものばかり食べる
- □ 酒の量が多い、またはビールが好き
- □ 健康診断でメタボもしくは脂肪肝を指摘された
- □ カロリーゼロ飲料やトクホを愛飲している

/10個

ターゲット 2 睡眠

夜出るホルモンがきちんと出ているか、細胞の回復ができているかチェック

- □ 昼夜逆転やシフト制の不規則な生活だ
- □ 1日の食事で夕飯の量がいちばん多い
- □ 夕飯後2時間以内に寝てしまう
- □ 起きたらシャワー派なので、寝る前にシャンプーをしていない
- □ 寝る前に必ず翌日のスケジュール確認をする
- □ 寝る前にスマホやパソコンを見ている
- □ 寝室のライトが蛍光灯色（黄色くない、間接照明でない）
- □ 変な夢や悪夢をよく見る
- □ 枕やマットレスが合わず起きると体が痛い
- □ 十分寝ているのに疲れがとれない

/10個

SELF CHECK SEAT

ターゲット 3 運動

アンチエイジングにつながる筋肉のキープ、良好な糖代謝、肝機能かをチェック

- □ 定期的な運動習慣がない
- □ 1日の歩数は5000歩以下
- □ 階段やウォーキングで息切れする
- □ 運動部に所属したことがない
- □ 寒がり・冷え性（脂肪肝で鉄が利用できず代謝が低い）
- □ 運動するとあちこち痛い（関節・腱・靭帯の劣化）
- □ 休みはインドアでごろごろしている
- □ タンパク質はささみとプロテインばかり
- □ 筋トレはするが、有酸素運動はしない
- □ ほぼ毎日強度の高い運動をするが、サプリ補充はしていない

／10個

ターゲット 4 ストレス

慢性ストレスによる自律神経失調、ホルモン系への影響をチェック

- □ 血圧が高めだ
- □ 便秘もしくは下痢をしやすい
- □ ヘアサロンで「頭皮硬いですね」と言われる
- □ 顔や髪がべたつく、わき汗をかきやすい
- □ 長期間にわたる心配事を抱えている
- □ 体臭が気になる、人に臭いと言われる
- □ 奥歯にヒビが入っている、起きると肩が凝っている（ストレスによる噛みしめ）
- □ 寝ている時にしばしば呼吸が止まっているらしい（睡眠時無呼吸）
- □ なかなか寝付けない、途中で目が覚める、日中は眠いが夜は目がさえる
- □ 朝起きられない（低血圧、元気が出ない）

／10個

PROLOGUE
2

4つのターゲット＋きちんとしたホームケアの先に薬や育毛注射がある

4つのターゲットと同時進行で気に留めてほしいのが、シャンプーや頭皮マッサージなどのホームケアです。これがどうしてなかなかあなどれません。

シャンプーは市販品でも育毛シャンプーなどいろいろな種類が出ていますが、シャンプーだけで薄毛は改善しません。先に述べた食事・睡眠・運動・ストレス、という4つのターゲットの対策の質を高めたうえで、シャンプーやホームケアにも気を配ってほしいのです。

ヘアケアはどんなシャンプーを使うかも重要ですが、**どちらかというと洗い方のほうを意識して下さい**。頭皮に無理な負担をかけずにきちんと汚れを落とす、適度なマッサージを兼ねて洗うのがポイント。また、男性によくありがちなのが髪を濡れたまま放置してしまうこと。髪が濡れたままだと頭皮の温度が下がって血流が低下し、湿った皮膚のままだと雑菌が繁殖しやすい環境になり、髪が傷む原因にもなります。

薄毛はチームワークで改善

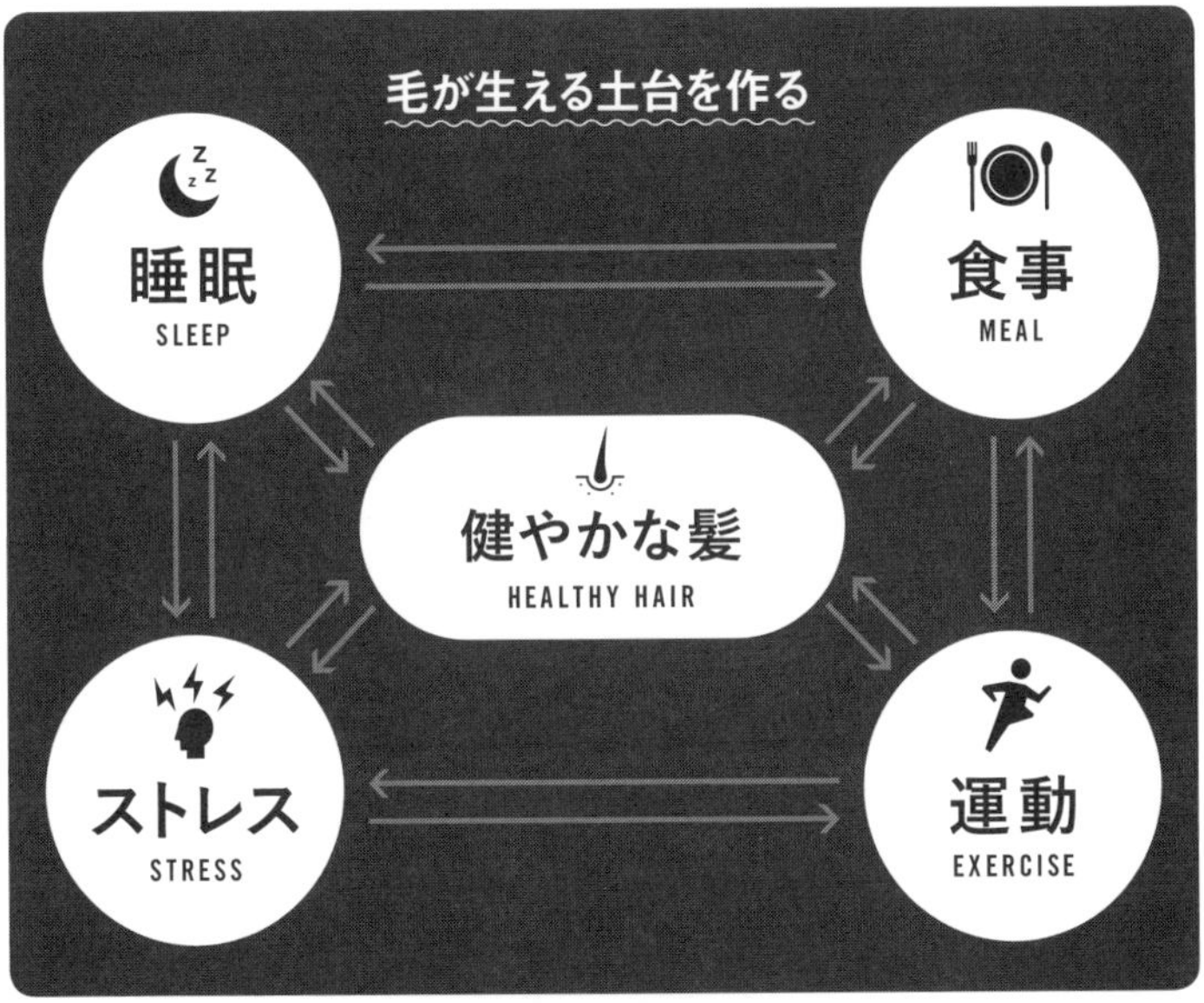

＋

ホームケア（シャンプー・頭皮マッサージ）

＋

土台ができたら、トライ

薬・育毛注射

特に長めのヘアスタイルの方は、洗髪後はきちんと乾かすこと。その際にドライヤーは髪から15センチほど離して、当てる場所をほどよく変えながら毛の根元から乾かしましょう。

頭皮につける育毛剤は、どのタイミングで始めてもよいですし、使うことで頭皮も毛を作る細胞も健康を取り戻します。ホームケアにうまく取り入れられれば、より安心でしょう。

食事・睡眠・運動・ストレス＋ホームケアできちんと土台を作った後に、さらにしっかり毛を生やしたいというところで、内服治療、育毛注射などにトライを。

お薬はもちろん効果がありますが、それなりに副作用があります（詳しくは第7章で解説します）。もちろん取り入れるのはありですが、毛を増やしたいからとすぐに飛びつくのはあまりおすすめできません。

それに、体の中を整えてから、必要なら薬で治療していくという流れのほうが、効果も出やすくスムーズなのです。

4つのターゲットとホームケアの先にこそお薬があると心に留めておきましょう。

PROLOGUE 3

薄毛は体のSOS!!

最近、髪の元気がない、なんとなく抜け毛が多くなった気がする……。これは髪だけの問題ではなく、体の機能が低下していることを意味します。

4つのターゲットで解説したように、バランスのいい食事を摂っていないと、臓器にも必要な栄養が不足し、不調に陥ってしまいます。血余である髪にはますます栄養が回ってこないので、ヘタってしまうことに。

睡眠も同様です。睡眠時間がとれないことで成長ホルモンの放出が低下し、臓器の修復が十分にできなくなり、疲れが取れにくくなるのです。そうなった時の体の不調は、まず代謝が早い髪、皮膚、消化管などから出てきます。

女性は肌あれでよく悩みますが、たいてい体の機能がダメージを受けているのが原因です。同様に、**薄毛が気になったら、体からのSOSだと受けとめて、早めに対**

策するのがマスト！

あまりにも急激な薄毛の進行は、かかりつけの病院で診察してもらうなど健康状態をチェックしてもらって。

食事・睡眠・運動・ストレスの４つのターゲットは髪に影響を与えるホルモンの放出とも大きく関係しています。生活習慣の見直しをする、ただそれだけのことと思うかもしれませんが、それが薄毛対策には本当に大切なことなのです。

これからいよいよ髪の基礎知識と４つのターゲットについてそれぞれ解説していきます。

チェックシートでわかった弱点の多いターゲットについては重点的に改善するようにしましょう。

第 1 章

髪・頭皮の基礎知識

～まずは薄毛のメカニズムを知る～

BASIC
KNOWLEDGE

BASIC KNOWLEDGE

1

髪はタンパク質でできている

それぞれのターゲットの解説の前に髪についての基礎知識を押さえておきましょう。髪について知っておくことで、髪にとっていかに**4つのターゲットの総合力**が大切か理解することができますよ。

そもそも髪は何でできているかご存じですか？

髪の主成分はケラチンというイオウを含んだタンパク質で、その8割以上を占めています。次に多いのが水分で10％ほど、他、メラニン4～5％、脂質1～6％が含まれています。ケラチンは18種類のアミノ酸からなる成分で、体内で作られています。このアミノ酸というのは、タンパク質をはじめとしたバランスのいい食事をすることで得られる栄養素で作られるため、**食事は髪の構造・薄毛対策には欠かせないターゲ**

ットなのです。

ここで髪の構造をきちんと見てみましょう。

1本の髪の毛を断面図で見ると次ページのように3層からなり、**一番外側がキューティクル（毛表皮）、真ん中がコルテックス（毛皮質）、一番内側をメデュラ（毛髄質）**といいます。

一番外側のキューティクルについてはシャンプーのCMなどで聞き覚えもあるのではないでしょうか。

このキューティクルの主成分がイオウを含むケラチンタンパクです。キューティクルはうろこ状のものが重なっていて、髪の内側を守り、髪のツヤやハリを左右しています。

真ん中のコルテックスは髪の85～90％を占め、縦に並んだ繊維状のケラチンタンパクが主成分。この部分の構造が、髪の柔軟性、太さ、色味に影響します。

一番内側のメデュラは非ケラチンタンパクが主成分。産毛や細い毛には存在しない

髪はどんな物質でできているか？

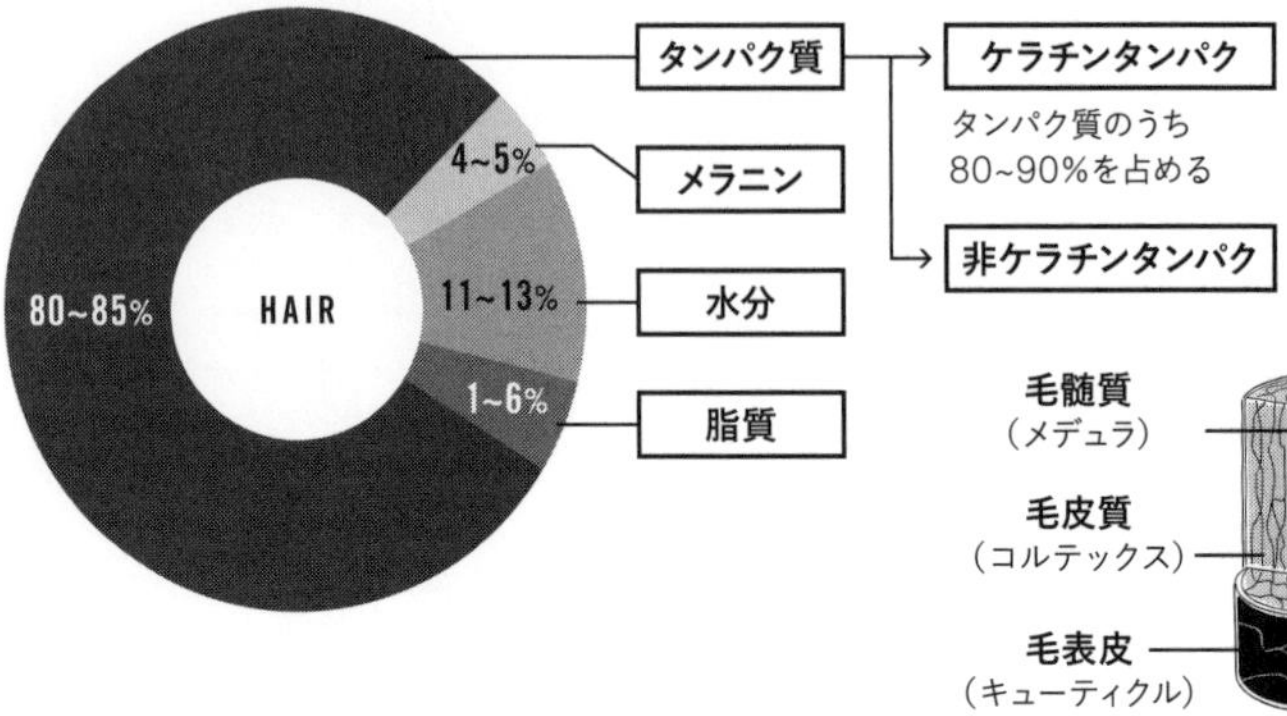

ことがわかっていますが、髪にどんな影響を及ぼすのかは、まだまだ解明されていません。

こうして改めて見ると、**髪はそれぞれ性質が異なるタンパク質でできている**ことがわかります。よく「キューティクルを整えるトリートメント」などと耳にしますが、確かに手触りやツヤなどは、表面をケアした瞬間はよくなりますが、髪の内側の構造が健やかでしっかりしない限り、**外からのケアだけでは、根本的に薄毛の解決にはならないのです**。

また、髪は一定のサイクルによって生え変わっていきます。だから、表面だけのケアというのは一時的なものでしかないのです。

では次に髪はどのように作られるか、なぜ薄毛が進行してしまうのかを解説しましょう。

BASIC KNOWLEDGE

2

毛根の毛母細胞の働きで髪が生えてくる

日本人の頭髪の平均本数は10万本くらいと言われています。生まれた時は軟毛ですが、徐々に硬毛に変わります。**1つの毛根からは、2〜3本の毛が生えているのが正常**で、頭頂部の毛は細くて数が多く、後頭部などは太くて少ない傾向です。

私たちは実はいつも毛の一部しか目にしていません。毛は毛幹と毛根にわかれていて、毛幹、すなわち頭皮から出ている部分がいわゆる私たちが髪の毛と呼んでいる部分。でも、**毛が作られているのは私たちには見えない毛根部分**なのです。

この大事な大事な毛根部分をもう少し拡大して詳しく解説します。

毛根は次ページのようになっていて、毛細血管、毛乳頭、毛母細胞の部分を主に毛球と言います。毛包には毛乳頭を包むように毛母細胞が存在しているのですが、この毛乳頭が毛細血管から酸素や栄養を受け取って毛母細胞に送り、その結果、細胞分裂が繰り返されて毛が作られるのです。すごく大事でしょう？

1つの毛根から毛は2～3本出ており、太いものと細いものが混在しています。薄毛というのは、この毛根から1本しか出なくなったり軟毛になったりすることで起きるのです。そしてその原因の一つは、しっかり酸素や栄養が供給されないことで毛母細胞が細胞分裂できず、毛が作られないから。

また、**現在育毛分野において、注目されているのがバルジ領域**です。バルジ領域とは皮脂腺の下の膨らんだ部分のことで、ここに毛根再生能力がある幹細胞（毛包幹細胞）があり、ひとつの毛周期が終わると、次の髪を作るための毛母細胞がそこから毛包に送り込まれます。**バルジ領域の幹細胞の機能を健全に保つことで、健やかな髪を繰り返し作ることができるのです。**

毛根のつくり

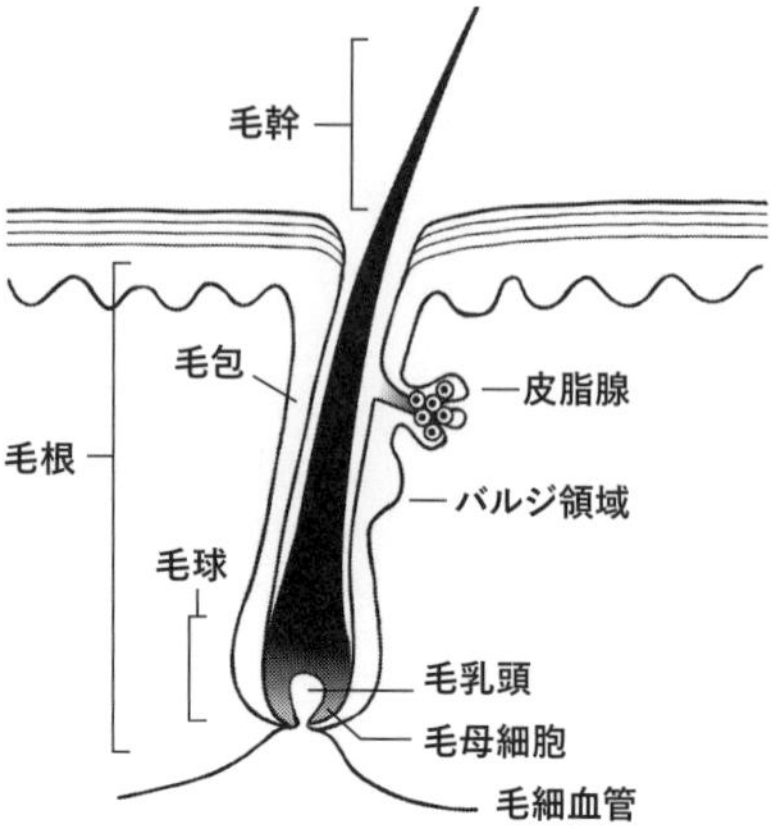

いずれにしろ、頭皮の外側からケアするだけでは、髪はなかなか元気にならない！

おわかりいただけたでしょうか？

BASIC KNOWLEDGE

3

頭皮が硬いと髪は枯れていく

次に見えている部分、頭皮のお話です。

頭皮とは頭部の皮膚を総称したもので、**頭蓋骨を守ると同時に、髪を育てる役割**があります。また、排泄機能もあり、体内の有害な物質などを毛髪に取り込んで体外へ出してくれます。よく、覚醒剤の検査で尿だけでなく髪の毛も採取されるのは、この機能があるからなのです。

頭皮は他の皮膚と同じで、**表皮、真皮、皮下組織**の3層で成り立っています。表皮のいちばん深いところにある基底層は分裂する機能をもち、ここで作られた表皮細胞は有棘層《ゆうきょくそう》、顆粒層、角質層と名前を変えながら徐々に体表面に移動し、いちばん表面の角質層は日々少しずつ剥がれ落ちていきます。基底層で生まれた表皮細胞が剥がれ落ちるまでにかかる時間は約1カ月。このサイクルがいわゆるターンオーバーというもので、**頭皮も他の部分の皮膚と同様にターンオーバーを繰り返しています**。

頭皮が他の皮膚と違う点は、皮脂腺や汗腺が多いこと。特に**男性は皮脂腺や皮脂量が女性より多く、汗やほこりと混じって頭皮が汚れやすく**、かゆみやフケの原因にもなるので、**シャンプーなどでしっかり汚れを取り除くことが、薄毛対策という点でもとても大切**です。

また、私はよく患者さんに、**「髪が稲なら頭皮は水田」**と説明しています。

水田に十分な水や栄養がないと、よい稲は育ちません。水（血流）や養分（栄養やホルモン）に乏しく、毎日の手入れ（ホームケア）の行き届かない水田には、細くて腰のない貧弱な稲（毛）しか育たないのです。

つまり、バランスのいい食事、良質な睡眠、適度な運動、ストレス解消が成立して、頭皮にしっかり栄養やホルモンが届き、血流がよくなれば自然に髪は元気を取り戻します。

頭皮の構造

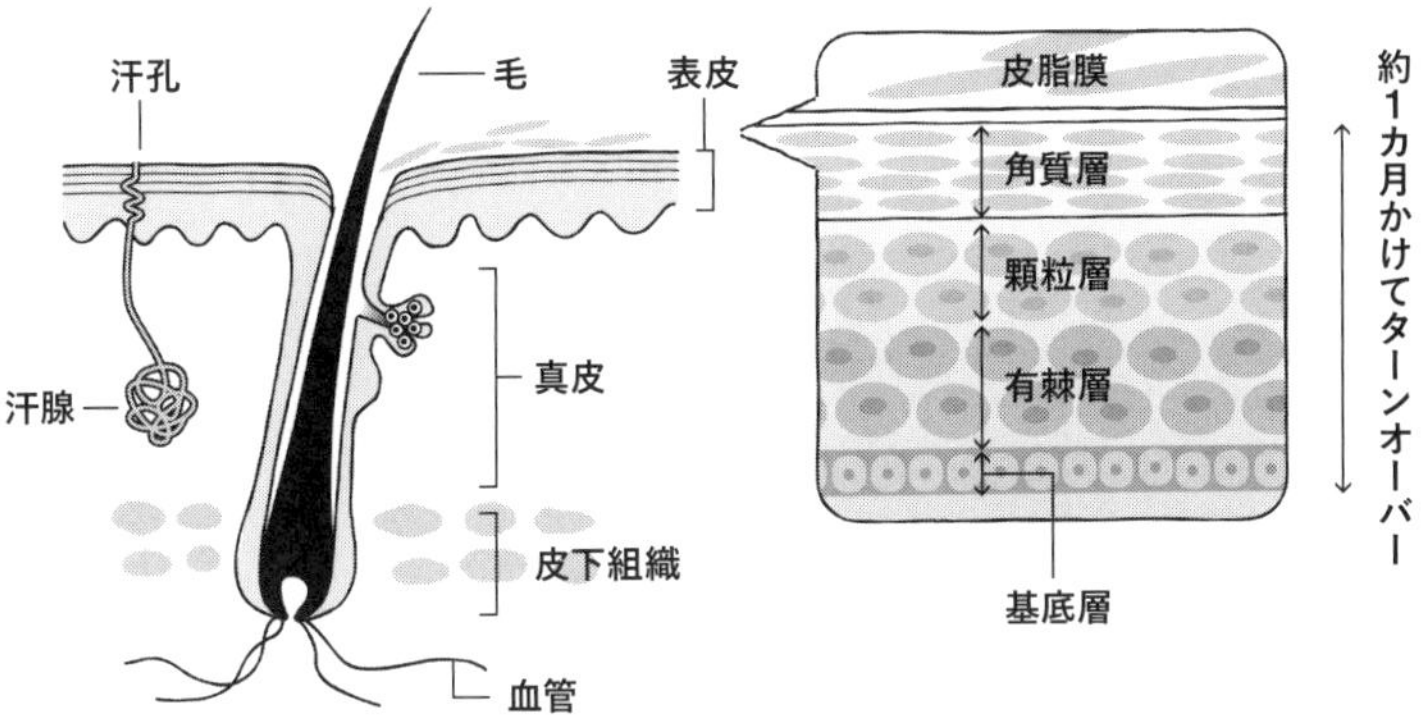

特に頭頂部は血流が届きにくいので、バランスのいい食事を摂ることで毛根へ栄養を行きわたらせ、血行をよくするのが何より大切。そもそも**頭頂部が薄くなりやすいのは、髪や顔の組織の重さが常にかかること、この部分には血流豊富な筋肉組織がなく、毛細血管中心の細い血流しか届かないことが原因**なのです。

その結果、年齢とともにこの部分の皮膚は硬化・菲薄化《ひはくか》しやすく、血流が滞って髪のボリュームを失いやすいのです。だからこそ、日々のマッサージや血行促進は思っている以上に大切なんですね。

頭皮の状態は自分でもチェックできます。

両方のこめかみから側頭部にかけて手のひら全体で押さえながら、頭皮を前後に動かしてみましょう。そこから徐々に、頭のてっぺんまで同じように動きを確認していきます。**頭皮が骨に張り付いて動かないように感じるなら、頭皮が硬い状態**です。こうした状態には、マッサージなどで頭皮が骨から動くように柔軟にすることが、血行促進の第一歩に。

さらに頭皮の劣化は色でもチェックできます。青白いのが正常ですが、赤みや色ムラになっているのは、頭皮が炎症を起こしているなど状態がよくない証なので、時々鏡でチェックするのがおすすめです。

そして**何より頭皮は外側（マッサージ、育毛剤）からも内側（食事、睡眠、運動、ストレス）からもケア**していくことが肝心です。

BASIC KNOWLEDGE
4

薄毛はヘアサイクルが短くなることでどんどん進行する

薄毛が気になりだすと、床に髪の毛が1本でも抜け落ちているのを見ただけで、このままなくなってしまうのでは……と不安になるものです。ですが、髪の毛は時期や人にもよりますが、平均して1日50〜100本は抜けるもの。なので過度に気にするのは禁物です。そのストレスが薄毛に拍車をかけかねません。

このように毛が自然に抜けるのには、毛周期が関係しています。**毛周期とは毛が生まれてから抜け落ちるまでのサイクルを言います。部位によって生まれ変わりのサイクルが違って、頭髪は2〜6年、眉毛や手足の毛は3〜6カ月、陰毛は1〜2年です。**

毛周期には、**成長期・退行期・休止期の3つの段階**があります。

まず成長期には髪の毛を作り出す毛母細胞が細胞分裂し、2～6年の間新しい毛を作り続けます。初めは軟毛ですが、成長するにつれて毛根が太くなりしっかりした毛になります。

次の退行期とは、成長期の毛母細胞の分裂が衰え、髪の毛の成長が徐々に止まっていく2～3週間をさします。最後の休止期は、毛母細胞の分裂がストップした状態で、その3～4カ月の間に、休止期に入った毛が徐々に抜けていきます。休止期の毛というのは根元が細く棍棒状で浅く、抜けやすいのです。そしてバルジ領域から送り込まれた新しい毛母細胞が活発に分裂を始め、新しい毛が成長するというサイクルを繰り返していきます。

通常は成長期で新しい毛が作られ始めると、前の休止期の毛が抜けていきます。頭部ではおよそ90％が成長期、10％が休止期にいます。散髪後時間が経つと、伸びている毛と伸びていない毛が混在し、不揃いになってくるのはそのせいなのです。

健康な髪はこの毛周期を繰り返すのですが、このサイクルが乱れると薄毛の原因に。

正常な場合とAGAの場合のヘアサイクルの違い

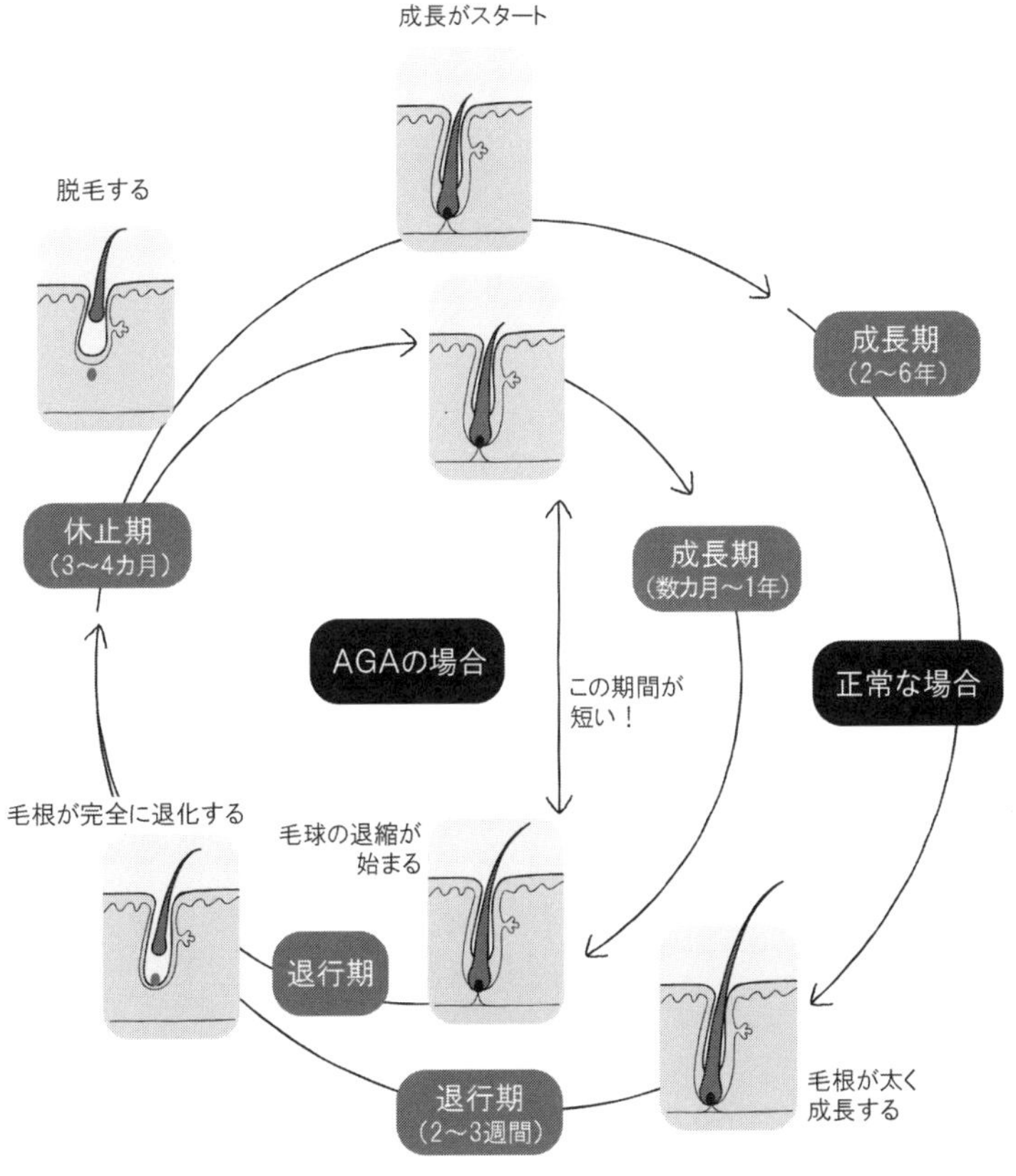

サイクルの乱れとは成長期の期間が短くなり、髪の毛が太くしっかりした毛に成長する前に退行期を迎えてしまい、そのまま休止期になって髪が抜け落ちるスピードが早くなってしまう状態。正常な抜け毛にくらべ、細く短い毛の脱落が増えてくるのが特徴です。こうなると薄毛はどんどん進行していきます。

太くしっかりした髪を増やすには、毛周期のサイクルを乱れないようにするのが大切です。毛周期の乱れは食事、睡眠、運動、ストレスなど、さまざまな原因があげられますが、その一つに**ホルモンが大きく関係**しています。

それが有名な、**男性型脱毛症、いわゆるＡＧＡ**です。

BASIC KNOWLEDGE 5

ＡＧＡ（男性型脱毛症）になる原因は男性ホルモンの働きだけではない

薄毛、脱毛は女性では、おおまかにわけて、びまん性脱毛症（栄養やホルモン）、分娩後脱毛症（女性ホルモン）、脂漏性脱毛症（脂漏性皮膚）、粃糠《ひこう》性脱毛症（フケ）、牽引性脱毛症（髪を結んで引っ張られる）、円形脱毛症（自己免疫）、トリコチロマニア（自己抜毛）があります。

男性ではこれらにＡＧＡ（男性型脱毛症）がメインとして加わるのです。

ＡＧＡは他の脱毛症とは違い、**額の生え際と頭頂部の髪のどちらか一方、または双方から進行していくのが特徴**です。その**進行には男性ホルモンが大きく関与**しています。

男性ホルモンは頭頂部、前頭部、額の生え際のM字部分では毛の成長期を短くし、軟毛化させてしまうのですが、髭や体毛はふさふさに生やすなど、部位によって反応

薄毛を起こすホルモンの変化

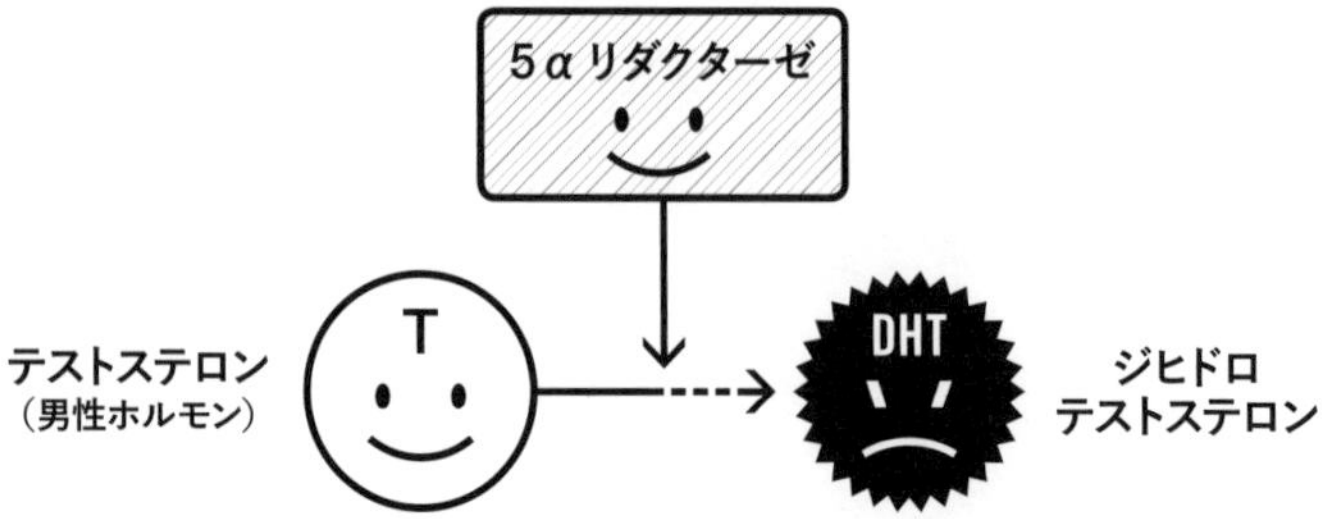

薄毛はテストステロンに5αリダクターゼが作用して、
ジヒドロテストステロン（DHT）に変化することで起こる

が違うのが大きな特徴です。男性ホルモンは数種類ありますが、その中の**代表選手がテストステロン**。AGAについて少しでも調べたことがあるなら、このホルモンの名前を聞いたこともあるでしょう。でも、運動やストレスの章で詳しく説明しますが、**このテストステロンが薄毛のすべての犯人というわけではありません。**

AGAは、テストステロンが5αリダクターゼ酵素によってジヒドロテストステロン（DHT）に変換され、このDHTが毛根を攻撃することで進行していくのです。この5αリダクターゼ酵素

男性の薄毛のタイプ

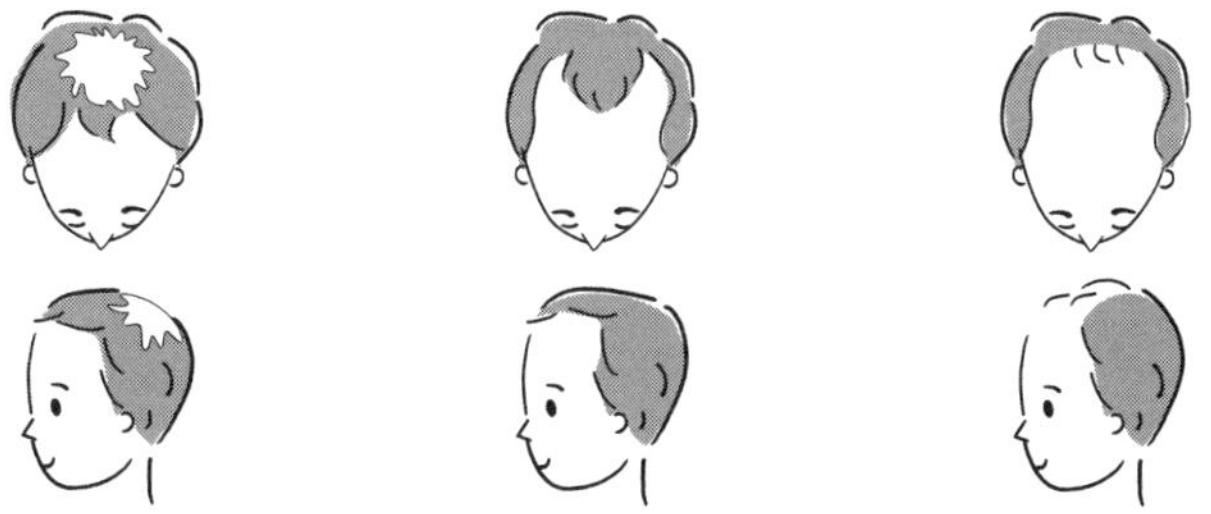
頭頂部が薄くなる
O字タイプ
額の生え際が薄くなる
M字タイプ
前頭部が薄くなる
U字タイプ

は誰の頭皮にもある酵素。Ⅰ型とⅡ型があり、Ⅰ型は頭皮も含めて全身の細胞に存在する酵素で、ＤＨＴが作られると、皮脂が増加します。**問題はⅡ型のほう。これは前頭部や頭頂部に分布する酵素で、そこで作られたＤＨＴは毛乳頭に作用し、毛の成長期を短くしてしまう**のです。

そうなると通常2〜6年だった毛のサイクルが数カ月〜1年になり、1つの毛根から育つ毛の本数も少なくなり、短い毛や産毛のような毛しか生えてこない、すぐに退行期・休止期になってしまうという悪いサイクルになってしまい、薄毛や脱毛が進行するのです。

ＡＧＡにおいては、この5αリダクターゼの活動をお薬などで抑えるのが一般的ですが、**悪い生活習慣は5αリダクターゼの働きを強めるため、ＤＨＴが増えることが分かっています。**つまり、**4大ターゲットの食事・睡眠・運動・ストレスを改善することで頭皮に良い環境を与えて、ＤＨＴ化させないようにすることでも、十分ケアできるのです。**

BASIC KNOWLEDGE 6

紫外線のダメージも薄毛や白髪の原因になる

体の中の状態と髪との密接な関係をおわかりいただけたかと思います。

その他、こうした内的要因だけでなく、外的要因で薄毛や脱毛の要因となるものとして知っていていただきたいのが紫外線です。

過度に紫外線に当たるとまず、髪の毛の表皮ともいえるキューティクル部分がダメージを受けます。先ほど解説したとおり、髪は主にケラチンというタンパク質でできているもの。そのケラチンを構成しているのがシスチンで、紫外線にたくさん当たると、このシスチンの結合が切断されてしまうのです。シスチンが破壊されることで髪の表皮にあたるキューティクルやコルテックスが損傷を受け、枝毛や切れ毛といったダメージヘアに。さらに紫外線がこのダメージから髪の内部に入り込むと、毛髪内のメラニンを分解し、髪が赤くなったりするほどです。

頭皮も皮膚なので、当然紫外線によって日焼けし、赤くなったりするもの。こうした紫外線のダメージを受けると、頭皮に活性酸素が発生します。活性酸素についてはストレスの章で詳しく説明しますが、要は体のサビのこと。**活性酸素は直接、細胞を攻撃したり、遺伝子に問題を生じさせます。また、このサビが、頭皮の代謝や血流を支えているコラーゲン線維を壊してしまい、毛母細胞にダメージを与えて新しい毛の成長を妨げ、ひいては薄毛や白髪の原因にもなる**のです。**秋に抜け毛が多くなるのは、夏の紫外線ダメージのせいでもある**という説もあるほどです。

紫外線が強い季節は帽子などで髪と頭皮をカバーし、ダメージを与えないようにしましょう。サンスクリーンのスプレーで頭皮と髪の紫外線予防をするのも有効です。そのかわり、つけた成分は毎日の正しいシャンプーで、きちんと落とすように心がけましょう。

教えて！
田路先生

薄毛は遺伝するの？

「親父がハゲているから、俺もいずれハゲるのか……」と遺伝を心配する人も多くいます。男性ホルモンの量や、5αリダクターゼ酵素の量は人によってまちまちなので、このことが遺伝と関連づけられることもあります。

ちょっと驚くかもしれませんが、**薄毛に限らず体に現れるさまざまな症状は、遺伝的要素が2〜3割、残りの7〜8割は、食事や睡眠、運動、ストレス、ケアなど、環境因子によるものが原因なんですよ！**　つまり、ほとんどが生まれついたものではなく、生きていくうちに知らず知らずの間についた生活習慣や外的なストレスなどが要因なのです。

遺伝だからと薄毛の進行をあきらめることはありません。

バランスのいい食生活、生活環境を整えれば、髪は必ず成長します。

第 2 章

ターゲット1 食事

～バランスのいい食事が髪を育てる～

MEAL

MEAL 1

ラーメンやめれば毛は生える⁉

さあ、いよいよターゲットの攻略にうつりましょう。まず最初は食事から！
26ページのチェックシートで食事に当てはまる項目が多かった人は、特に注意が必要です。

消化管で吸収された栄養は髪や皮膚にも供給されますが、体の表面にある組織は代謝が速く、髪や皮膚を作るには非常に多くの栄養を必要とします。そして、**ヘアケアなど外からのアプローチでは頭皮の中にまで栄養は届きません**。ですから、食事によって腸から栄養をしっかり摂らないと、とてもではありませんが髪にまで栄養は行き届かないのです。

体が栄養不足になると、まず髪や爪、皮膚や粘膜が影響を受けるのは先にもお話ししたとおり。髪の成長が妨げられ、ヘアサイクルの成長期が短くなり、コシのない毛となってしまって、だんだん薄毛へと進行していきます。そうならないためにも栄養のバランスを考えて、髪に必要な栄養素をしっかり摂ることがものすごく重要なのです。**食事と薄毛にここまで深い関わりがあるとは思わない人も多いでしょうが、本当にとても大切なこと**なんですよ。だから**ターゲット1**なんです。

ところで皆さんはどんな食生活を送っていますか？

働き盛り、つまり薄毛世代とも言える男性が陥りやすい食事のパターンとして**「高糖質・高脂質・ハイカロリー、野菜不足、魚不足」**が挙げられます。

忙しいということもあって、ランチにラーメンやカレー、丼ものなど、サッと食べられて、すぐにエネルギー源となるものを選ぶことが多くないですか？**薄毛を起こす原因はこういった糖質過多の食事によることが多い**のです。なぜ糖質が悪者かと言うと、ビタミンやミネラルといった、代謝を支える大切な栄養素がほとんど含まれていない食べ物だからです。髪を育てるのに役立つ栄養素がとても少ないんですね。

そう、昨今すっかり悪者呼ばわりされている糖質ですが、メタボや生活習慣病だけでなく、髪にも多大な影響を及ぼしているんです。

糖質とはいわゆる炭水化物のこと。

正確には、**炭水化物＝糖質＋食物繊維。食物繊維は健康によいので、むしろたくさん摂りましょう。問題になるのは糖質のほう**です。糖質は白米、パン、麺類など、主食となる食品や甘いもの、スナックなどに多く含まれる栄養素です。

これを摂りすぎてしまうと、糖が体中に余って体内のタンパク質と結合します。これが俗に言う**「糖化」**。糖化は体のあちこちで起こり、細胞の働きを鈍らせ、老化させてしまいます。もちろん頭皮でも起こるので、毛包幹細胞や毛母細胞の元気がなくなり、ヘアサイクルの乱れにつながる結果に。

ヘアサイクルが乱れると当然薄毛は進行していきます。

また、糖質過多により脂肪肝を引き起こしたり、内臓脂肪が増加し代謝が低下すると、髪の成長に影響を与えるホルモンの働きが悪くなるのです。

例えばランチだけでなく、あらゆるシーンで、お酒を飲んだ後で、老若男女問わず人気のラーメン。もはや国民食と言われるほどおなじみの食事ですが、**このラーメ**

食事はベジファーストの順番で摂りましょう

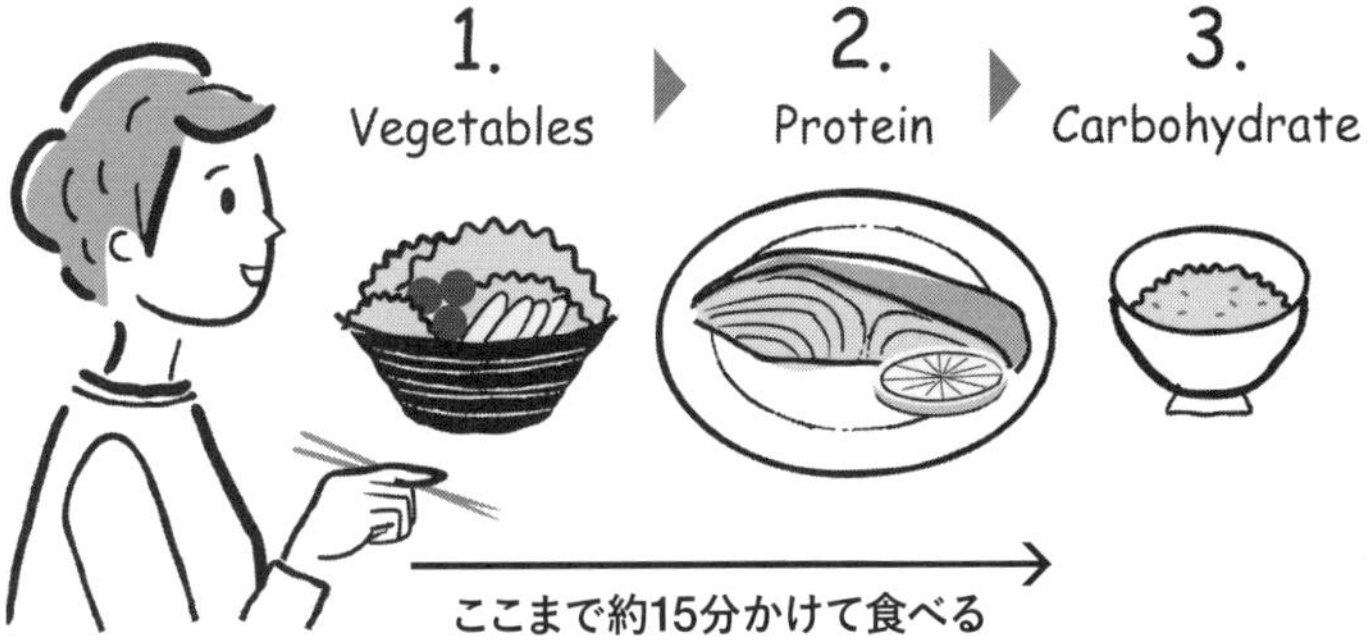

ン、髪にとっては最悪のメニューともいえます。麺は糖質、スープで脂質と塩分はたっぷりなのに、せいぜいチャーシューやネギなどがトッピングされているだけで、タンパク質やビタミンなどほとんど摂れません。

日頃、ラーメンをしょっちゅう食べたり、お酒の後のラーメンが習慣化している人は、間違いなく髪の成長にはよくありません。思い当たる人は、できれば頻度を減らし、お昼にラーメンを食べたら、夕食は白米や主食を抜いてタンパク質や野菜中心の食事をする、など栄養のバランスをとるようにしましょう。

何も完全にラーメンをやめろと言って

いるわけではないんですよ。あくまでバランスの問題です。

また、食べ方にもコツがあります。**ベジファーストという食べ方**で、食事を摂る時は、**野菜（食物繊維）→タンパク質→糖質（主食類）の順番**で摂りましょう。食物繊維を先に摂ることで糖の吸収を穏やかにし、腸にも優しい結果に。

そして、**食事はよく噛んでゆっくりと。糖質を食べ始めるまでに、15分以上かける意識**で。早食いは満腹中枢が働き出す前に必要以上の量を食べすぎてしまう傾向があり、メタボにもなりやすいので厳禁です。そして、野菜やタンパク質のようにしっかり形のある食物からビタミンやミネラルなど代謝に欠かせない栄養素を取り出すには、よく噛んで細かくすることで、消化酵素がまんべんなく働ける下ごしらえをする方がよいのです。

それから、例えば髪にいい食材はワカメ！　と言われたとしても、ワカメばかり食べていても毛は生えてきません。すべての栄養素をきちんと摂らないと、その食材の持つ力を十分発揮できないので、**バランスのいい食事がやはり大切**なのです。

MEAL 2

「糖化＝老化」が招く「メタボ＝薄毛」はあながち否定できない

うどんやラーメン、パスタ、白米など糖質の多い食事を続けていると、**体内のタンパク質と余った糖が結びついて糖化が起こる**、とお話ししました。糖化も初期の段階ならば、糖の濃度が下がっていくことで、もとのタンパク質に戻りますが、そのまま糖が増え続けると悪玉物質が大量に作られて、**AGE（終末糖化産物）**となってしまいます。

これこそ、老化のもと。この**AGEは戻れない老化**です。

わかりやすいのが肌。肌の主成分であるコラーゲンやエラスチンといったタンパク質にAGEが蓄積されると、細胞をつなぎとめたり、整然と正しく並べたりする機能が低下し、肌に弾力がなくなり、透明感がなくなってくすんできます。頭皮も同じなので、AGEが蓄積されると元気な毛を生み出せません。**髪も8割がタンパク質でできているので、AGEの影響を受けやすい部位**なのです。

さらにAGEの怖いところは、さまざまな病気の原因になることです。認知症もその一つ。AGEにより脳細胞の働きが悪くなるからです。また、血管にAGEが蓄積されると血管が詰まってしまい、動脈硬化にもつながりかねません。他にも**糖尿病合併症や骨粗鬆症、心臓病、ED（勃起不全）などを引き起こす原因になることも。**いわゆるメタボリックシンドロームも同様です。それが髪にも影響するので、**メタボ＝薄毛はあながち否定できない関係性**なのです。

糖化による老化は、いまや深刻な問題と言えるでしょう。**糖化＝老化**、と心にとめておき、糖質の多い食事を改善することで、薄毛だけでなくあらゆる症状の予防になります。

糖化が進むと老化になる

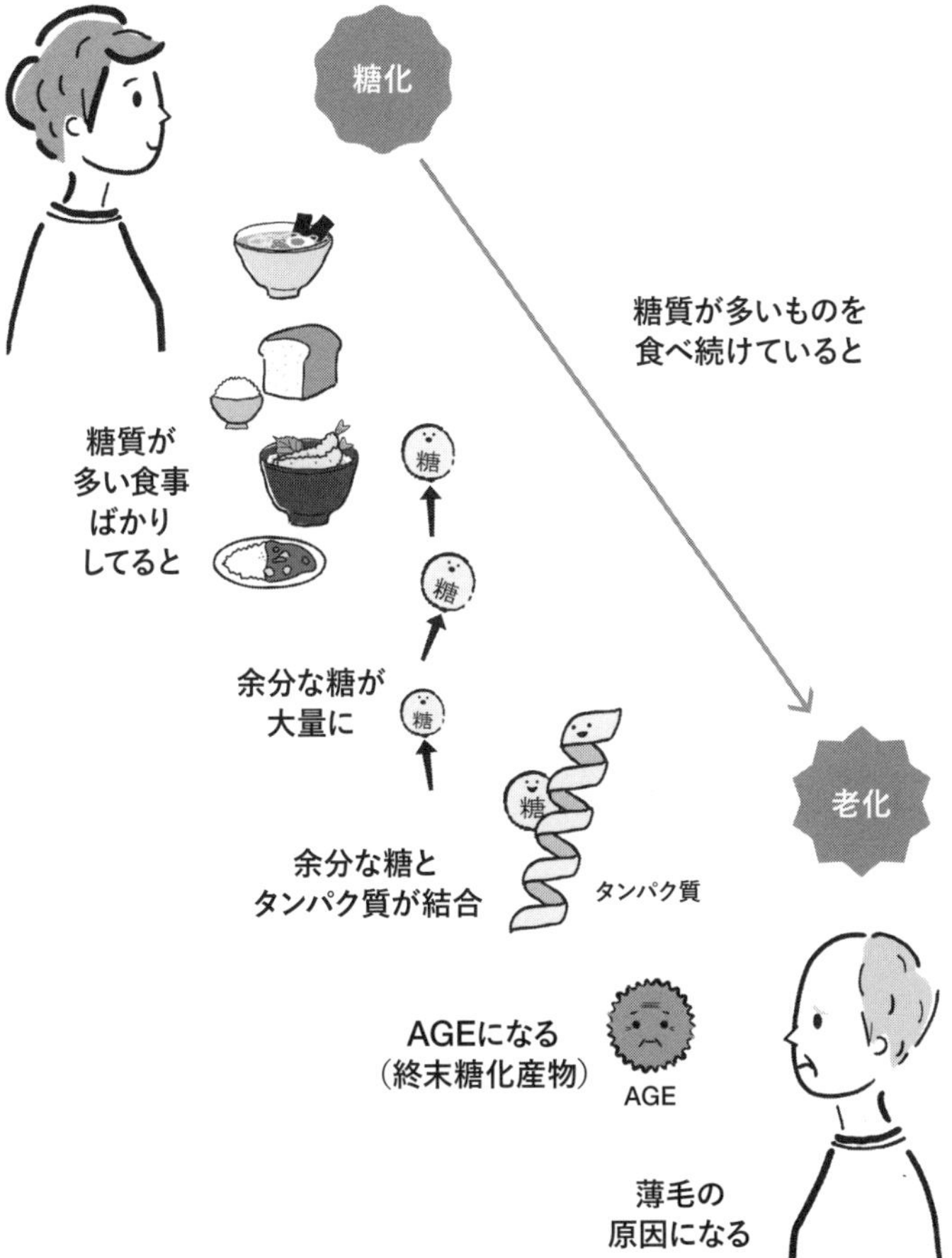

MEAL

3

薄毛の人はタンパク質、ビタミンC、B群、亜鉛が圧倒的に不足している

糖質が多い食事は避けつつ、髪にとっていい食事に改善しないといけないことはおわかりいただけたでしょうか？　では**髪にとっていい栄養**とは何でしょう？

それはズバリ、**タンパク質・ビタミンC、B群・亜鉛**です。

この4つはどれも、**毛母細胞の中で髪を作っている「酵素」を作るのに必要な栄養素。**酵素というのは、食べ物を消化・分解する他に、体の調子を整えたり皮膚を作ったり、臓器の代謝を支えたり、人体内で起きるあらゆる化学反応に関わっています。もちろん、毛母細胞の中でも酵素はさかんに髪を作っています。体内にはさまざまな酵素が約5000種類もあり、それぞれが、特定の反応でしか働きません。

その体内酵素の中でも、**消化酵素は消化管内に放出され食べ物を消化吸収できる大きさまで分解し、代謝酵素は入って来た栄養素からエネルギーを作って体の成長や免**

酵素の働き

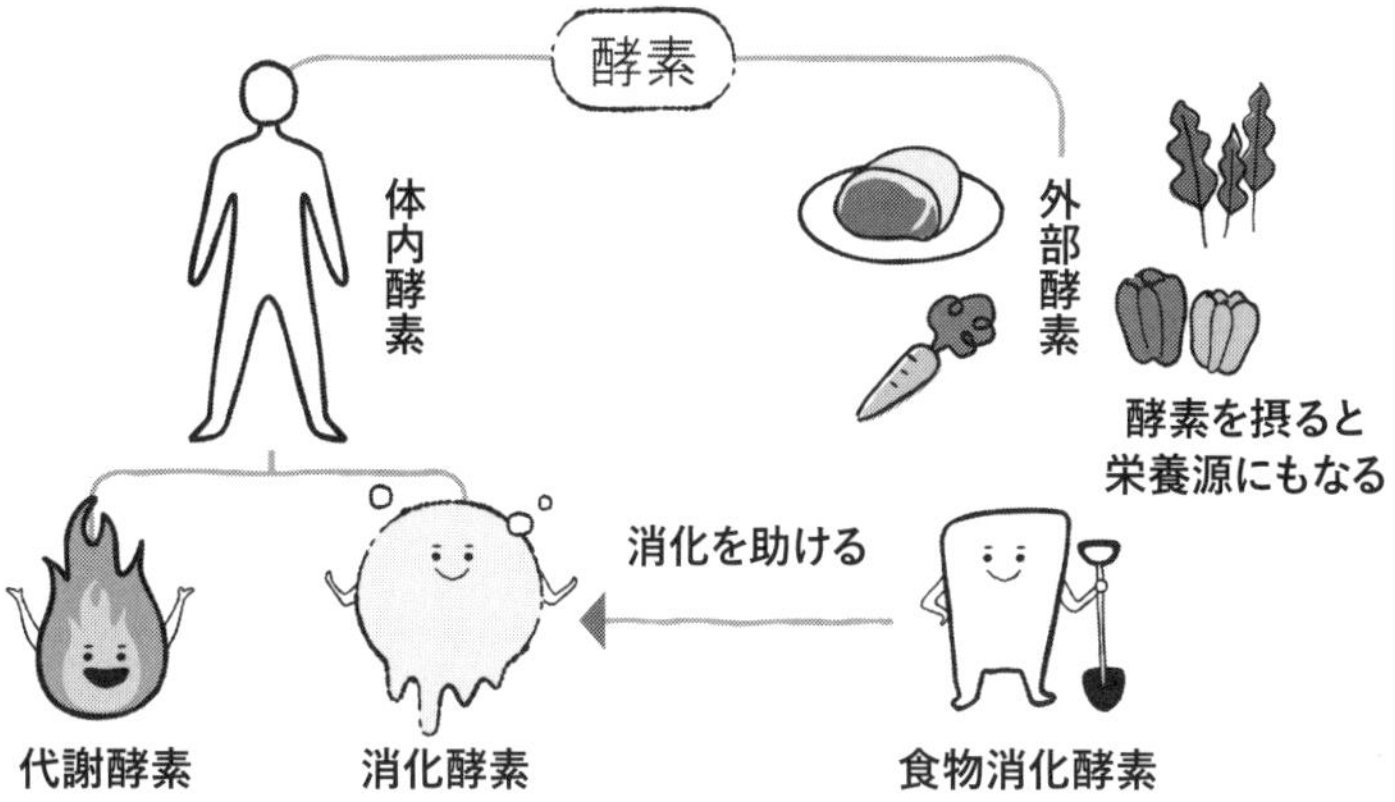

疫力を維持し、不要なものや有害なものを処分しています。このように酵素は毎日働いていますので、どんどん体で作り出さなくてはいけません。酵素が減ってくると人は元気よく働けなくなり、消化吸収が十分できず、代謝も悪くなります。もちろん髪にも栄養が届かず、不要な物質ばかりが溜まり、髪の成長を妨げることに。そうならないためにも**食べ物で外から酵素のもとをしっかり補うことが必要**なのです。

酵素は主にタンパク質からできていますが、**ビタミンC、B群や亜鉛（ミネラル）は酵素の働きの活性化にかかわって**

います。髪の主成分はタンパク質ですが、かといって髪の主成分のタンパク質ばかり摂ればいいということではありません。髪を作り、体全体の代謝を支える酵素が活性化するためにも、タンパク質、ビタミンC、B群、亜鉛とバランスよく摂取することが大切なのです。

それではそれぞれの栄養素の摂り方についても詳しくお話ししましょう。

MEAL 4

肉ばかりはNG！ タンパク質は魚・豆類からも摂って

髪のためにタンパク質を摂りましょう、と言うと、男性はよく「ヨシッ！ 今日から毎日焼き肉だ！」と喜々として肉を食べようとしますが、ちょっと待って！ これは少々都合のいい勘違い。実は落とし穴があります。

肉のすべてがタンパク質というわけではありません。種類や部位によっては脂身が多いので、何も考えずに脂身もたくさん摂りすぎるとコレステロール値が上がったり内臓脂肪が増えたり、かえって毛の成長によくありません。また、男性の大好きな赤身の肉は鉄分が多く含まれているため、摂りすぎると鉄分が肝臓に溜まり過ぎて代謝が低下し、脂肪肝と相まって肝機能が低下することもあります。女性は生理があるため、鉄を摂っても月経時に体内から排出されますが、男性は鉄が体内に溜まる一方であるため、気をつけたいところです。

タンパク質はできれば魚、卵、乳製品、豆類などからも合わせて摂るのがおすすめです。

近年、男女とも魚の摂取不足が言われていますが、魚にはＤＨＡ、ＥＰＡが摂れるというメリットがあります。**ＤＨＡ**には血栓をできにくくし、悪玉コレステロールを減らす働きがあるので、血流もよくなり、髪に栄養が届きやすくなります。**ＥＰＡ**は脳梗塞や心筋梗塞を予防する働きがあり、これも血管の流れをスムーズにしてくれます。この２つはマグロなどの赤身の魚より、サバやサンマなど青魚に多く含まれるので、髪のためにも積極的に摂るようにしましょう。

また、**豆腐や納豆などの豆製品でタンパク質を摂るのもすごくおすすめ**。植物性のタンパク質は脂質が少なくカロリーが抑えられ、血流が悪くならないので、１品追加するおかずとして摂るのがおすすめです。

そしてタンパク質と一緒にぜひとも摂ってほしいのが**ビタミンＣ、Ｂ群**です。

ビタミンB群は髪の主成分ケラチンタンパクの生成を助けたり、毛母細胞を活性化させ、発毛を促します。ホウレン草やブロッコリーなどの色の濃い野菜や豚ヒレや鶏のささみにも多く含まれます。比較的タンパク質食材に多く含まれるビタミンでもあるので、いろいろなタンパク質をまんべんなく摂ることで、B群のバランスも自然とよくなります。

ビタミンCは直接、髪の成長を促すものではないのですが、抗酸化作用があり、細胞の働きを健全に保ち、頭皮の状態を整えてくれます。柑橘類など果物全般やピーマン、ゴーヤ、パセリなどに多く含まれていますね。

保存食や加工食、切ったあとに水にさらしたり茹でたりしたものはビタミンが少なくなってしまうので、できるだけ新鮮なものをさっと調理して食べましょう。どちらも水溶性で、使われなければすぐ尿から排出されてしまうので、毎日積極的に摂取する必要があるビタミンです。

\ MEAL /

5

摂りにくい栄養である亜鉛の不足こそ実は薄毛のラスボス

髪に必要な栄養素としてタンパク質、ビタミンC、B群はなんとなく想像がつくけど、亜鉛っていったい何？　と思われた方が多いのではないでしょうか？

消化管に摂り込まれたタンパク質はいったんアミノ酸まで細かく分解され、体内に吸収されてからまたタンパク質に再構築されます。でも、亜鉛が不足していると消化管粘膜が弱ってしまい、もたれたり下痢をしたりと消化吸収力が低下します。なぜ粘膜が弱るかというと、**亜鉛は細胞分裂のさかんな部分ほど必要とされるミネラルだから。**消化管の粘膜は体の中でももっとも代謝が速いので、亜鉛の不足がはじめにあらわれやすいのです。

髪も同じで、毎日毎日作られる組織です。なので亜鉛が不足すると毛母細胞の分裂がスムーズに行われず、結果、髪が成長できなくなります。

また、他にも味覚をつかさどる味蕾《みらい》の細胞の再生やビタミンAを体内に留めさせて免疫力を向上させるなど、**亜鉛はさまざまな働き**をしています。でも残念ながら、**体内で作り出せない栄養素ですので、体外から摂取するしかありません**。

亜鉛が多く含まれていて、これを食べればOK！　という決め手になる食物がないのも、亜鉛不足に陥りがちな原因となっています。亜鉛は、肉、魚、野菜などに少量ずつ含まれているので、結局はバランスよくいろいろなものを食べることが大事です。

強いてあげれば、**牡蠣、エビ・カニ・貝などの魚介類、牛肉は、亜鉛が他の食品よりも多く含まれている**ので、これらを普段あまり口にしていない人は、メニューに取り入れてみましょう。

MEAL
6

便秘や下痢も薄毛の原因になりやすい

男性でも便秘や下痢に悩まされている人は多いと思います。食事の問題やストレスなどさまざまな要因はありますが、便秘も下痢も、やはり腸内環境が整っていないことと自律神経の乱れが二大原因として挙げられます。**腸内環境が整っていないと腸の働きが弱くなって必要な栄養が髪に届かず、ホルモンバランスも崩れるので、薄毛の原因**にもなりやすいのです。（自律神経についてはストレスの章で説明します）

腸内環境を整えるには、**食物繊維と発酵食品を摂取する**のがおすすめです。**食物繊維には水溶性食物繊維と不溶性食物繊維があります。**水溶性食物繊維は腸の中で水に溶けやすく、ネバネバした形状になり、糖の吸収を穏やかにしたり、余分なコレステロールを吸着して体外への排泄を促します。糖化を防いでくれるので、薄毛対策にも、もちろんいい影響を与えます。

この水溶性食物繊維は、大豆、エンドウ豆など豆類の他、コンニャク、海藻類に多く含まれています。海藻類には**髪の生成に欠かせないミネラル（特にヨウ素）が多く含まれている**ので、その意味でも忘れずに摂りたい食品ですね。

対して不溶性食物繊維は便秘に悩む人に摂ってほしい栄養素です。

不溶性食物繊維は水に溶けずに腸に留まり、腸の不要なものをからめとって便のカサを増やしてくれて便通をスムーズにし、結果として腸内環境も整います。不溶性食物繊維はゴボウ、キノコ類、おからなどに多く含まれています。

そして、**水溶性食物繊維と不溶性食物繊維、この2種類の食物繊維をバランスよく摂るのがポイント**です。

さらに**発酵食品を食べることも腸内環境を整える**のにはおすすめです。

納豆や味噌、ヨーグルトなどが代表選手ですが、善玉腸内細菌の働きを活発化し、腸の調子が整い、便通もスムーズになります。

特に納豆などの大豆製品には、イソフラボンという血流を促進し組織を若く保つ成分が含まれているので、髪のツヤやハリを改善してくれます。

健やかな髪のために、納豆を1日1パック食べるなどは、お腹の調子も整い、糖化の予防にもなって、いいことずくめと言えますね。

MEAL 7

ドカ食い、エナジードリンク頼みは薄毛への第一歩

クリニックで男性患者さんの食生活をお聞きしていると、２つのパターンが多いと感じています。

１つは**ドカ食いパターン**です。

高糖質・高脂質・ハイカロリーな外食中心で、野菜不足と魚不足……という人がとても多く、「早く食べるほうが、肉を食べるほうが男らしい」との思い込みなのか、短時間で急いで食べてもおいしく感じる、脂ののった肉や揚げ物がメインのおかずを選んでしまうようです。そして油と相性のよいご飯もたっぷり。

また、中高生の成長期に、がつがつ大量に食べていたクセが、年齢を重ねて代謝が落ちても変わらないままという人もよく見られます。そういう人は、ついリーズナブルな価格でお腹いっぱいになるチェーン店の丼もの、すなわち、味付けの濃い油もの

＋おかわり自由のご飯、という組み合わせになりがち。糖質が多いと血糖の上下動が激しくなるので、時間が経ってからより空腹感を感じやすいのも特徴です。

もう1つは最近増えている**〝汎栄養不足〟のパターン**。

新型栄養不足とも言われるこのタイプは、コンビニ・インスタント食を買い込んでインドアで過ごしたり、誤った美意識や仕事上の必要性で太らないよう、過度にダイエットしているパターンです。

保存・加工食品、インスタント食品では摂れない栄養素が多く、栄養不足に陥ります。またこのタイプは運動や睡眠にも問題があることが多く、元気が出ないのでエナジー系のドリンクを頻繁に飲んだり、とりあえずサプリメントでしのいでいる場合もあります。こういった食生活の人は**薄毛になりやすいので要注意**です。

MEAL

8

お酒の飲み過ぎは抜け毛や薄毛に上手につきあうことがポイント

勤務先でのつきあいや接待などで、お酒を飲む機会が多い人もいるでしょう。お酒は薄毛を進行させるのでしょうか？

これは飲む量や種類にもよりますが、アルコール自体は、血流をよくするので、髪に栄養素が行き届くのを促します。なので、適量なら問題ありません。問題は何を飲むかと、その量です。糖質が多いビールや日本酒は糖化を招くので、あまりおすすめできません。できるだけ低糖質のお酒、ウイスキー、焼酎などを選びましょう。ワインは抗酸化作用もあるのでグラスに1～2杯ならOKです。

飲みすぎは髪だけでなく、どうしても肝臓にも負担をかけます。大量にアルコールを摂ると、それを分解するために肝臓は忙しく働かなくてはなりません。肝臓は、体の各組織で必要とされる栄養素を下ごしらえして送り出す、栄養の工場と配送センターを兼ねた大切な臓器です。毎日忙しく働かされるうえ、糖質の多いお酒で脂肪肝が進むと、肝臓の機能が徐々に低下していきます。すると、髪にも十分に栄養が行き届かないということはお分かりですね。

実は肝臓は、他にもいろいろな仕事をしています。免疫タンパクを作ったり、有害物質の解毒を行ったり、**中でも大事なのは、髪の成長に大きな影響を持つ成長ホルモンの働きを支えている臓器だということ**。ホルモンについては、第3章の睡眠のところでまた詳しくお話しします。

こういったさまざまな理由から、お酒好きな人は休肝日を設けるなどして肝臓を休ませて、髪にも栄養が回るようにしましょう。

もう一つ、**お酒を飲む時に気をつけたいのがおつまみ**です。**ビール＋フライドポテトなどの組み合わせは、糖質・脂質が多く、代謝に必要な栄養素が少ないので避けたいところ**。旬の海産物や卵料理、豆腐やチーズなどタンパク質の摂れる食品や、じゃこや海藻を加えたサラダなどと一緒に楽しむようにしましょう。

お酒と上手につきあうこともまた、薄毛改善に必ずつながります。

教えて！
田路先生

ありがちなダメ食生活、髪のためにはどうしたらいい？

髪だけでなく健康のためにも、糖質を抑えて栄養バランスのいい食事を摂りたい！　そう思ってはいても、特に男性の場合は仕事のお付き合いや食事時間が限られていたりなど、理想的な食生活を送れない人も多いでしょう。

そんな時はむやみやたらに糖質制限をするのではなく、食べすぎたなと思ったら翌日は控えめにする、糖質をスパッとやめられなくても、なるべく低糖質のメニューを選ぶなど、**無理のない範囲での調整をしてみましょう**。それでも十分効果は得られますよ。

とはいえ、ランチでつい揚げ物を食べてしまう、お寿司屋さんではいつも握りをお腹いっぱい食べてしまう…といったありがちな食生活の改善ポイントをここでは解説します。毎日の食事の参考にしてみてください。

教えて!

トンカツ、アジフライ……ランチでは揚げ物をつい頼んでしまう

ご飯にもアルコールにもよく合う揚げ物は、ランチでもディナーでも人気のメニュー。つい、食べたくなりますが、〝**原則**〟**避ける**ようにしたいところです。

揚げ物は油の含有量が多く、基本的にとてもハイカロリーなメニューなのです。衣は糖質ですし、厚いほど油の吸収率が高いと覚えておいてください。どうしても食べたい場合は、**トンカツならヒレ肉にする、天ぷらなら野菜を多めにする**など、中の具材に脂肪分が少ないものを選びましょう。ただし、油で調理することで摂取されやすくなる栄養素もあるので、必ずしも油ものがすべてNGというわけではありません。**適度な油量で作られた炒め物は食べてもOK!**

外食ではなかなかそこまで気をつけられませんが、自分で調理するなら抗酸化力が高くビタミンをたっぷり含んだオリーブ油を使うなど、体にいい油にこ

だわるのもポイントです。

教えて!

さっぱりメニューのうどん+おにぎりならOK?

うどん+おにぎりというメニューは、一見カロリーがそれほどなさそうな組み合わせですが、これこそ**魔のダブル糖質メニュー**です。ラーメン+チャーハンと似ていますね。できればどちらか一方を、タンパク質や野菜を使ったおかずに変えて、栄養バランスを整えましょう。

また、**麺類を頼む時は上に載っている具の量が多い**タンメンや五目そばを選んだり、麺を少なめにオーダーすると糖質の摂りすぎを防げます。スープは塩分や油分も高いので、全部飲み干さないよう、気をつけて。

教えて！

カレーライスが大好物なんですが……

ランチタイムにさくっと食べられて、程よいスパイスの香りと味付けでご飯がすすむ……カレーライスは男性に限らず、老若男女に愛されている人気メニュー。ただ残念なことに、小麦粉やバターを使った一般的なカレールーをごはんと合わせて食べると、かなりハイカロリー&高糖質&高脂質。健康や髪のためにはよくないメニューの一つです。

どうしても食べたい場合は、**サラダをプラスして、まずカレーより先に食べ（ベジファースト）**、その後にカレーライス、すなわち糖や脂質をゆっくり食べ、その吸収を穏やかにしましょう。

カレーの種類もシンプルなルーより、具材がたっぷりタイプや野菜からルーを作ったこだわりの健康カレーなどを選ぶといいですね。

教えて!

焼き肉はタンパク質だから、思い切り食べてもOKですよね?

肉類はタンパク質なので、髪の栄養素としてはいいのですが、男性はカルビなど脂が多い部位メニューが好きな傾向にあるので、意外にもタンパク質部分は少なくて、結果的に脂肪分の摂りすぎになってしまうことも。**できればロースやハラミといった脂が少ない部位がおすすめです。**

糖質は、脂っこいものと一緒に食べると美味しく感じるため、焼き肉でありがちなのが、お肉と一緒にビールやご飯がすすみすぎて、結果として糖質の摂りすぎにもなってしまうこと。できるならシメのビビンパや冷麺はぐっとこらえ、ビールの代わりにハイボールや赤ワインにするなどの工夫を。野菜から食べるベジファーストや、ゆっくり食べることも意識しておきたいところです。

教えて!

お寿司は握りをお腹いっぱいになるまで食べてしまう……

お寿司屋さんに行ったなら、**最初から握りをオーダーせず、お刺身の盛り合わせや旬のおつまみメニューから、**ゆっくり食べ始めましょう。ある程度の時間が経過してから握りに移行していくのが糖質オフ作戦としておすすめです。

そして、できれば赤身の魚だけでなく、エビ・カニや貝類もオーダーを。**これらは亜鉛の含有量が他の食材より多いので、薄毛対策には効果的**です。さらにサラダなども一緒に注文して栄養バランスの改善を心がけて。

もし食物繊維の摂れる野菜のメニューがなければ、食前にファイバーサプリなどを取り入れると、糖化や脂肪がつくのを弱められます。

教えて!

コンビニエンスストアや出来合いのものを買うなら何がいい?

時間がない時にはとても便利なコンビニのお弁当。以前は味付けが濃かったり添加物が多かったりと、あまりおすすめできなかったのですが、最近はずいぶんと改善され、野菜が多く糖質の少ないメニューも増えたりしているので一概に悪いとは言えなくなっています。

とはいえ、やはり糖質過多や野菜不足には気をつけたいもの。**お弁当を選ぶ時は、できるだけ食材や色数が多いもの、加工食品でなくフレッシュな食材から作っているもの**、ご飯は少なめ、もしくは**雑穀やもち麦が混じっているもの**がおすすめです。

また、ファミリーレストランで定食のようなセットメニューをオーダーしてもいいのですが、どうしても野菜不足になりがちなので、追加で食物繊維の摂れる野菜メニューを注文するなどバランスをとるように。しっかり糖質制限しようとするなら、**定食よりも単品のおかずを2種注文**しましょう。こうした調整ができるのはむしろコンビニやファミレスのメリットとも言えますね。

ただし、ソースやドレッシングといった調味料にも糖質が多いので、サラダなどを食べる時はかけすぎに注意して。

教えて!

朝食はトースト＋コーヒーが多い

朝は夜間の飢餓状態から体を目覚めさせるため、**少量なら糖質を摂ってもかまいません**。栄養補充の視点から、食パンよりは全粒粉パン、野菜類や卵をプラスする、などバランス配分には工夫しましょう。マーガリン（加工植物油製品）はトランス脂肪酸が含まれていて悪玉コレステロール値が高くなる、といった問題もあるので、トーストに使うならオリーブオイルや少量のバターがおすすめ。

もしもダイエットもしたいのなら、パン類はやめて、サラダ、卵などミネラル、タンパク質を摂取し、ココナッツオイルを大さじ1杯入れたコーヒーを飲むのもいいでしょう。**ココナッツオイルは脂肪燃焼回路を動かしてくれるため、脂肪燃焼しやすい体質に導くおすすめのオイル**です。

またコーヒーにはミルクを入れてもＯＫ。ミルクにも乳糖は含まれますが、砂糖に比べたら気にするほどのものではありません。

教えて！

スナック菓子、アイスクリーム……おやつがやめられない！

砂糖が入っていないから大丈夫と思いがちな**ポテトチップスやおせんべいだって、りっぱな糖質**です。そして残念ながらスナック菓子類には糖質が持つカロリー以外の栄養素、ビタミンやミネラルなんてものはほとんど入っていないので、代謝が悪く太りやすく脂肪肝になりやすいのです。砂糖によって脂肪肝はより増幅するので、甘いものが好きな人も注意が必要です。また、アイスクリームのような冷たいお菓子は甘さを感じにくくなる分、思っている以上に多量の砂糖が入っています。夏季でも毎日食べるのは避けたいものです。

そして、おやつや休憩時に楽しむ飲み物ですが、基本、砂糖、ブドウ糖や果糖、人工甘味料、どれも含まないものを選びましょう。最近は人工甘味料を使いカロリーゼロをうたっている飲み物も多くみられますが、**人工甘味料を摂っていると甘さに慣れて依存しやすくなり、腸内細菌や糖質代謝の悪化を招く**のでなるべく避けるよう、気をつけて。

カフェラテなどミルクが入った飲み物は、ミルクの中にも乳糖は含まれているのですが、量としてはお菓子類よりはるかに糖分は少なく、他の栄養素が摂れるので、一息つくのに飲むのにはおすすめ。ただし、いわゆるフレッシュと呼ばれるものはトランス脂肪酸入りの植物性油脂なので、おすすめはしません。

教えて!

栄養バランスを考えて、足りない分はサプリで摂れば大丈夫?

仕事で忙しかったり、料理するのが面倒だから、とサプリメントを利用するのもいいのですが、やはり**栄養は食事で摂るほうが体内に吸収されやすく、組成に利用される率も高い**のです。面倒な時はスーパーやコンビニの出来合いのものでいいので、なるべく食事で栄養を摂るようにしましょう。サプリメントはあくまでも不足を補うものであり、体のいい状態をキープしたり、あまり栄養が摂れなかった時に利用するものと心得て、基本の食事をおろそかにしないことが大切です。

教えて!

忙しくて食事が摂れず、結局1日1食や2食になりがち

昼食が摂れない、忙しくて朝から15時くらいまで何も食べられない、といった状況は、薄毛の気になる働き盛りの男性に多い傾向ですね。その場合は、**朝食の摂り方を工夫するのも手**です。

朝食の時にパンやご飯類だけでなく、腹持ちのいいタンパク質や油脂類を摂っておくのです。ハムエッグ、オムレツといった卵料理などをプラスすると栄養バランスが整います。

朝食抜きなどで1日の食事の回数が少ない人がなりがちなのが、体に必須のタンパク質やビタミン類が不足して、それを補うために自然と夕食の量が多くなり体のリズムを乱してしまうことです。どうしても夜に食べすぎてしまい、消化管に負担がかかり、脂肪肝がすすみ、ホルモンバランスも崩れやすく、髪への栄養も届きづらくなります。その点からも、食事の回数が少なくなる人

は、朝食をしっかり摂っておくとよいでしょう。

ココナッツオイルなどの中鎖脂肪酸を大さじ1杯くらいコーヒーに入れて摂っておくだけでも空腹も感じにくく、太りにくくなりますよ。

第3章

ターゲット2　睡眠

～睡眠サイクルが整えば髪は生えてくれる～

SLEEP

SLEEP

1

髪の成長はさまざまなホルモンの刺激による

次のターゲットは睡眠です。

仕事が忙しくて睡眠不足、ストレスでよく眠れない、ゲームをやりすぎて夜更かししてしまうなど、睡眠についてはさまざまな問題がありますが、**髪の成長にはズバリ睡眠が本当に大切なポイント**なのです。

睡眠について詳しい説明をする前に、まず押さえておきたいのがホルモンの働きです。ホルモンは私たちの体の働きを常に一定の状態に調節してくれるものですが、ホルモンにはさまざまな種類があり、脳下垂体、甲状腺、副甲状腺、副腎、膵臓、生殖腺などの内分泌腺で作られています。

その中で特に**髪の成長に欠かせない4種のホルモン**があります。

●成長ホルモン↓　毛の成長に欠かせないホルモン。皮膚や臓器も若々しくよい状態に保ちます。髪を太く長くし、頭皮の改善にも貢献してくれます。
●甲状腺ホルモン↓　年齢に関係なく、分泌量はあまり変化しません。代謝を支えてくれるホルモンなので、働きが弱まると薄毛になることでも有名です。
●女性ホルモン↓　代表的なホルモン、エストロゲンは髪にツヤやハリを与えてくれます。もうひとつの女性ホルモン、プロゲステロンは髪の成長期をのばします。男性の体内にも、少量ですが存在するホルモンです。
●メラトニン↓　活性酸素の除去、細胞レベルのストレスを修復し細胞を元気に。また、良い睡眠に導くことで、成長ホルモンを出やすくしてくれます。

ホルモンにはそれぞれ役割があり、どれか一つを高めるよりも、全体で底上げしていくことが大切です。そして、**成長ホルモンやメラトニンの原料はアミノ酸、つまりタンパク質**。ということは、いいホルモンのためには、そもそも食事でしっかりタンパク質を摂る必要があるということです。

ターゲット1の食事の章でもさんざんお話ししましたが、**ホルモンをしっかり分泌**

するためにも、栄養バランスを考慮した食事が必要なのです。まさにタッグを組まないといけないのです。

残念ながら甲状腺ホルモン以外は、年齢とともに分泌量が減っていきます（詳しくは第4章で解説します）。ですが、**バランスのいい食事、良質な睡眠と適度な運動によって、髪の成長に特に欠かせない成長ホルモンの放出は高める**ことができて、これが薄毛のリスクを回避することにつながるのです。これこそ、睡眠が育毛にとって重要なポイントである理由です。

髪にはさまざまなホルモンの刺激が必要

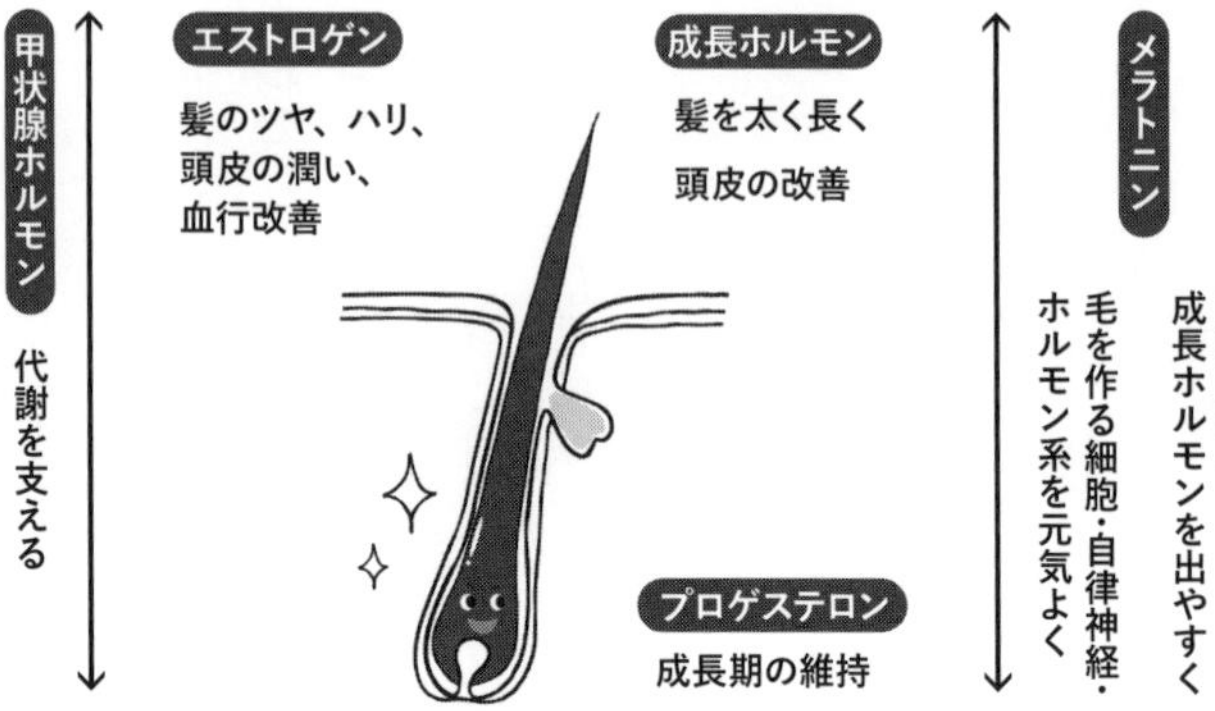

SLEEP 2

髪は夜、育つ！ 3時間は続けてぐっすり眠るのがポイント

みなさんの毎日の睡眠時間はどれくらいですか？

ちゃんと眠れていますか？

成人ならば、毎日平均6～7時間は睡眠をとりたいところです。けれど実際は、やむにやまれぬ理由でもっと短い人も多いですよね。睡眠には体を休めるだけでなく、日中で学習したことを脳に定着させたり、整理する効果もあると言われています。また、傷んだ細胞のメンテナンスをする大切な時間でもありますね。

睡眠中に活躍してくれているのが、成長ホルモンです。

成長ホルモンは別名「ヒーリングホルモン」とも呼ばれ、身長を伸ばす、筋肉を作る、臓器を若々しく保つ、など組織の成長と修復を促す働きがあるのですが、こと**髪においては、その成長期に太く長い毛が育つよう、サポートしてくれる**のです。

睡眠周期と成長ホルモンの分泌

（健康的な生活パターン）

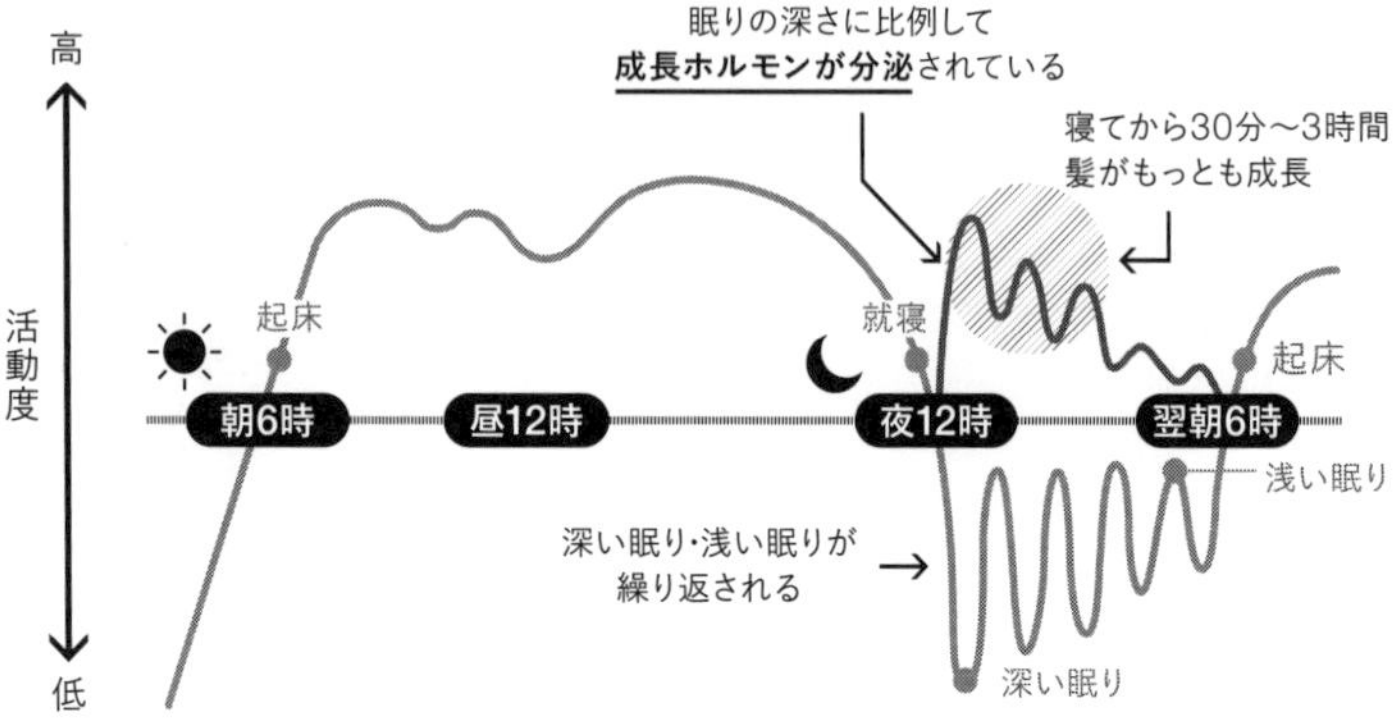

成長ホルモンは、一日中分泌していますが、特にたくさん放出されるのが眠り始めてから、およそ3時間の間。だから、この連続した3時間の深い睡眠が非常に大切です。

上のグラフのように、人間は深い眠りと浅い眠りを繰り返して目覚めていきますが、**成長ホルモンの分泌のピークは、始めの深睡眠の3時間**なのです。

成長ホルモンが出ることで、髪の成長が促されます。男性の場合、朝方に髭が伸びますが、これは朝に放出されやすい男性ホルモンから成長刺激を受ける部位だから。頭髪の場合は、男性ホルモンの一種DHTにより成長を抑制されますが、成長ホルモンからは成長を促されるのです。

なので、育毛のためには、まずこの深睡眠の3時間をきちんと確保することが重要になります。だからといって、ただ3時間眠れば大丈夫ということではありません。**全体の睡眠時間が短ければその分、深睡眠に入るサイクルも少なくなり、一晩の間に出る成長ホルモンの総量も減少してしまう**のです。

十分な睡眠時間がとれないと、疲れがとれない、体調が今ひとつ…といった影響だけでなく、薄毛を加速しかねないのはこうした理由からなのです。

スムーズに眠りについて、良質な睡眠を得るためには、**実は他のホルモンの働きと生活習慣も関わってきます**。このリズムが整うと自然に深い眠りに入れて、成長ホルモンもドバッとしっかり放出されますので、大事なもう一つのホルモンについてもお話ししましょう。

\ SLEEP /

3

深睡眠で成長ホルモンが放出されるには メラトニンの働きがポイントになる

ぐっすり眠った気がしない、どうも寝付きが悪い、と感じるのは、睡眠サイクルが乱れている証拠です。睡眠サイクルの乱れの原因は、ストレスなどいろいろありますが、いちばん直接的に影響を及ぼしているのが**メラトニンというホルモン**です。

メラトニンは体内時計を調整し、覚醒と睡眠の切り替えをして眠りに誘う作用があります。夜、眠くなるのは、このメラトニンの働きのおかげなのです。メラトニンがたくさん分泌されるためには、昼間のうちにメラトニンの原料とも言えるセロトニンという物質がたくさん分泌されることが条件になります。

メラトニンは光に反応して放出されるホルモンなんです。

朝、お日さまの光を浴びると体内時計がリセットされ、メラトニンの分泌が止まり、セロトニンが分泌され始めます。光を浴びてから14~15時間後再び、体内時計からの信号でメラトニンが分泌されて、睡眠を促します。つまり、朝7時に目覚めて太陽の光を浴びたらメラトニンの分泌が止まり、その原料となるセロトニンが分泌される、そして夜9~10時くらいに再びメラトニンが分泌され、だんだん眠くなってきて、真夜中にはピークを迎え、深い眠りにつけるのです。

これが、朝のうちに光を浴びない、昼過ぎまで寝ているような生活習慣になると、体内時計が乱れ始め、十分にメラトニンが分泌されなくなってしまいます。すると、夜中になっても寝付けなかったり、起きたら疲れが残っていたり。

それと、**夜に強い光を浴びることもメラトニンの分泌を妨げます**。**最近、ありがちなのがゲームやネットに夢中になって夜更かししてしまい、昼夜逆転してしまうことです**。こうなると、体内時計の乱れが続き、睡眠と覚醒のリズムが整わなくなり、なかなか眠れなかったり途中で目が覚めたりと、睡眠の質を下げてしまうのです。

その結果、どういうことになるかというと…

メラトニンの分泌が低下
←
睡眠がしっかりとれなくなる
←
成長ホルモンの放出も悪くなる
←
薄毛がすすむ！

という悪循環に。**メラトニンは抗酸化物質でもあり、頭皮の酸化を防ぐ作用もある**ので、この分泌が低下すると細胞や頭皮の老化を招き、薄毛がますます進行してしまいます。すごく大切なホルモンであることはおわかりいただけますよね？

残念なことに、**メラトニンは年齢とともに減っていくホルモンでもあります**。年齢を重ねると朝早く目覚めたり、夜中に何度も目が覚めてしまうのは、メラトニンの分泌量が減っているからです。

こんなに大切なメラトニン、その働きをよくするためには、**朝日が昇れば起きて活動し、日中はよく日に当たり、太陽が沈んだら休息する**という、生き物本来の習性が何より大切です。

\ SLEEP /

4

スマホの明かりやネオンが睡眠を妨げ、薄毛の原因になる

メラトニンを分泌させるためには、朝から光を浴びることが大切だと説明しましたが、現代はどちらかというと24時間フル稼働な社会のため、夜が明るすぎるということも、メラトニンが分泌されにくい原因になっています。

コンビニエンスストアの強い光やお店のネオンなどは、夜遅くにあまり目にしないほうがいいでしょう。そして**いちばん気をつけたいのがスマホやパソコンの明かり**です。夜、ベッドに入って眠るまで、スマホやパソコンの画面を見て過ごしている人も多いと思いますが、ブルーライトは特によくないので、薄毛が気になる、寝付きが悪い、生活習慣が乱れているなどに思い当たる人は、やめましょう。寝る直前までゲーム、テレビを見続けるのも避けたいところです。

良質な睡眠のためには、できれば部屋の明かりも蛍光灯よりブルーライトが少な

い、白熱灯や間接照明にして、**リラックスできる環境を作ることもポイント**です。パソコンやスマホの画面設定をナイトモードにしたり、ブルーライトをカットする眼鏡を利用したり、30㎝以上離して見るのも、悪影響を避ける方法のひとつです。

SLEEP

5

食事は寝る4時間前に済ませる明日の予定はあれこれ思い出さない

夜しっかりメラトニンの分泌をさせるためには、他にもいろいろできることがあります。

まずは、夕食を摂る時間。**夕食は、糖質を少なめにして寝る予定時間の4時間前に済ませるのが理想**です。会食などをする機会が多い人も、せめて3時間前までに済ませるようにしましょう。就寝の1~2時間前まで食事時間がずれ込むと、睡眠中に血糖値が大きく変動して、それに反応した自律神経が乱れ、自覚がなくても心身にストレスがかかり、睡眠中に出るべきホルモンが出なくなってしまいます。脳も体も本来の睡眠モードに入れなくなってしまうんですね。

また、できれば食べる物にも気を使ってみてください。

まずは、**成長ホルモンの原料となるタンパク質をしっかり摂る**ように。脂身の多い肉ではなく、ヒレ肉や鶏むね肉、豆類、魚を摂るようにすると、寝ている間に髪にしっかり栄養をチャージしてくれます。会食や飲み会の後のラーメンやお茶漬けなどの誘惑には気をつけてくださいね。

お酒については第2章でも解説しましたが、**寝酒はあまりおすすめしません**。寝酒が習慣になっていてそのほうが眠れるという人も、少量はいいのですが、あまり飲みすぎると肝臓に負担がかかったり、脂肪肝になるリスクがあります。お酒はビタミンB群を非常に多く消耗するのですが、B群不足の症状のひとつに睡眠の質の低下があります。その点でもおすすめできないのです。

肝臓はタンパク質の代謝を支える中心臓器で、成長ホルモンの働きそのものを細胞に伝える物質IGF-1（インスリン様成長因子）を産生しています。育毛を重要視するなら、成長ホルモンのためにもお酒は控えましょう。

寝る前に入浴する人は熱い湯に長く浸かりすぎないように。人間は入浴後、体の中心の体温が下がり始めたところで入眠しやすいので、あまり熱すぎる湯に長時間浸かってしまうと、ポカポカしすぎて寝付きが悪くなるのです。**寝る1時間ほど前に38**

度〜40度くらいの湯にゆっくり浸かってリラックスするのがおすすめです。

また、**夜寝る前に翌日のスケジュールを確認するのも避けて**。明日やるべきことなどが気になって、リラックスの妨げになり、慢性ストレスに。慢性ストレスは不眠の原因になります。

どれも習慣的なことばかりで、すぐに変えるのはなかなか難しいかもしれませんが、大切な髪の成長のために、どれか一つでもトライして質のいい睡眠をとれるようにしていきましょう。

SLEEP 6

朝の目覚めをよくすると夜の髪の成長につながる

メラトニンを分泌しやすくするためには、夜、無用に光を浴びたり、暴飲暴食を避けたりするのも大切ですが、**朝のうちにしっかり光を浴びて体内時計をリセットするのがとても重要**です。このリセットが、夜のメラトニンの分泌をサポートしてくれます。

入眠時のメラトニンの分泌をスムーズにするおすすめの習慣をご紹介します。

●**決まった時間に起きる**・・・決まった時刻に起きることで体内時計はリセットされます。出勤時間が決まっている人は習慣化していると思いますが、そうでない人もなるべく午前中に起床、休日は少し遅くなってもいいですが、それでもお日さまのたっぷりあるうちに起きるように心がけましょう。

●朝起きたら光を浴びる・・・朝起きたら、パッとカーテンを開けて光を浴びましょう！　目から光を感じることでメラトニンの分泌が止まり、脳からの信号でセロトニンの合成が活発化します。セロトニンは精神の安定に大きく関わるホルモンです。セロトニンが不足するとイライラしたり、鬱状態になることもあるほど。薄毛対策だけでなく、ストレスが溜まっているなと思う人もぜひ朝日を浴びることを習慣化して。

●リズム運動をする・・・激しい運動や筋トレでなくてもいいので、朝のうちに少しウォーキングやスクワットなど、軽くリズミカルに体を動かすことでセロトニンが増加します。ラジオ体操などもおすすめです。

●朝食はよく噛んでゆっくり・・・朝食は早食いせず、よく噛んで食べるとセロトニンが増加します。噛むことは一定のリズムで同じ動作の繰り返しですよね。これはまさにリズム運動と同じなのです。運動が苦手な人は、よく噛んで食事するだけでもセロトニンの増加に結びつきます。

●朝食でもタンパク質を摂る・・・髪の原料となるタンパク質をしっかり摂りましょう。朝食なら納豆、卵料理、乳製品などが摂りやすいですね。他にビタミンやミネラルも摂れるよう、サラダやワカメのお味噌汁などプラスするのもおすすめ。

朝食はこれから活動タイムに入るので少量の糖質はかまいませんが、よほど体を動かす予定でもない限り、ご飯をお代わりするほどがっつり食べるのは避けて。昼食までそれほど時間もあかないこともあるので、量はほどほどに。そして、朝食をきちんと食べることで体が目覚め、体内時計も整います。

●カフェイン類は飲みすぎに注意・・・朝の目覚めのためにコーヒーや紅茶などカフェインを摂る人も多いと思いますが、1日3杯くらいまでならOKです。カフェインは脂肪を燃焼する作用もあるのですが、砂糖やミルクなどを入れるとカロリーも高くなるので注意が必要です。

また、朝元気がないからとエナジードリンクを飲むのはNG。カフェインが入っているため一旦は元気になったように思いますが、飲みすぎると脱水症状になりやすかったり、心臓の心拍数が増加し、臓器に負担をかけてしまいます。

SLEEP

7

夜勤務の人は深睡眠がとれる環境を作る

仕事によっては、夜勤が多い人や、日によって寝る時間がまちまちの人もいるでしょう。そういった生活リズムの人は、**深睡眠がとれる生活環境を作るのが得策**です。寝室は遮光カーテンなどにして、おもてが明るくても部屋を暗くできるようにし、入眠時の外光をシャットアウト。寝る直前にスマホやパソコンなどのブルーライトを浴びないように心がけ、静かな環境を作ればリラックスして眠りにつけます。

昼夜逆転の勤務の人は、朝の光を浴びないので、メラトニンの分泌は減少しますが、眠れる環境を作れば深睡眠は確保できます。**深睡眠が確保できれば、昼間に眠ったとしても、成長ホルモンが放出され髪の成長を促してくれます**。

メラトニンの作用が少ない分、食事などでタンパク質、ビタミンC、B群、亜鉛を多く摂るように心がけたり、ゆっくり噛んで食べることでセロトニンを増加させるようにするなど、他のことで補うようにすれば、薄毛対策にも効果が期待できますね。

第4章

ターゲット3　運動

～適度な運動が髪の成長を促す～

EXERCISE

EXERCISE 1

男性ホルモンが多いから薄毛になりやすいというわけではない

よく**「ハゲている人は性欲が強い」**と、**薄毛＝男性ホルモンを結びつけて**言う人がいます。

確かにさまざまあるホルモンの中で、**男性ホルモンは育毛にとってマイナスに働きます**。ですが、代表的な男性ホルモンであるテストステロン自体が髪に悪さをするわけではありません。**ＡＧＡ**の項で解説したように（49ページ）、テストステロンが5αリダクターゼ酵素によって、より強力なジヒドロテストステロン（ＤＨＴ）に変換され、このホルモンが新しい毛を作り出す毛母細胞の働きを抑えてしまうことで発毛サイクルが短くなり、軟毛や抜け毛が増え、薄毛になってしまうという道をたどるのです。男性ホルモンが多いほど、ＤＨＴに変換される量も増える可能性があるので、確かに薄毛＝男性ホルモンが多いと言えないこともありませんが、実は**食事、睡眠、運動、ストレスの４つのターゲットをしっかり対策すれば、テストステロンは**

そもそも**髪のためにはテストステロンが少ないほうがいい、というわけではありません。DHTにそうそう変換されない**のです。

テストステロンは精巣で95％、副腎で5％生成されます。男性ホルモンは男性を男性らしくする作用を持つ、とても大切なホルモンですが、年齢とともに減少していきます。筋肉や骨を作り、肌をしなやかに強くし、血管を若く保ち、体脂肪を減らすなど、男性らしい健康な体づくりに欠かせないホルモンであるとともに、やる気やチャレンジ精神など前向きな気持ちを後押しすることもわかっています。

ちなみに女性は女性ホルモンが年齢とともに減少することで、更年期障害が現れますが、男性は女性ほどホルモン量の落ち込みはないものの、人によってはテストステロンの低下によって、さまざまな不調に悩まされる更年期障害になることも。同時に、メタボリックシンドロームや脳梗塞などのリスクが高まります。

このように**男性にとっては、テストステロンは非常に大切なホルモン**です。テストステロンそのものは大事に、けれど**過剰にＤＨＴに変換してしまわないよう、生活習慣を整えること**を、ぜひ肝に銘じてください。

EXERCISE 2

運動することでテストステロンより成長ホルモンが優位に立ち、髪が元気に！

テストステロンは運動によって増えるとされています。

「ハゲの原因を作りかねないホルモンを増やすなんて……！」と思う人もいるでしょう。ですが、年齢とともにテストステロンの分泌は減少していくので、健康のためにはテストステロンは増やしたほうがいいのです。**テストステロンの分泌が減少すると、メタボリックシンドローム、動脈硬化、脳梗塞、ＥＤ（勃起不全）などさまざまな症状が現れ、何より気持ちも元気になりません。**

テストステロンを増やす方法にはいろいろありますが、**髪の毛との関係性も考慮するといちばんおすすめなのが運動**なんです。運動すると精巣の働きが活発化し、テストステロンの分泌を促してくれます。

そして運動をすると、テストステロンだけでなく、**新しい髪を作り出す成長ホルモンも同時に放出される**ということを知ってください。第3章の睡眠で解説した、あの

男性の一生とホルモンの髪への影響

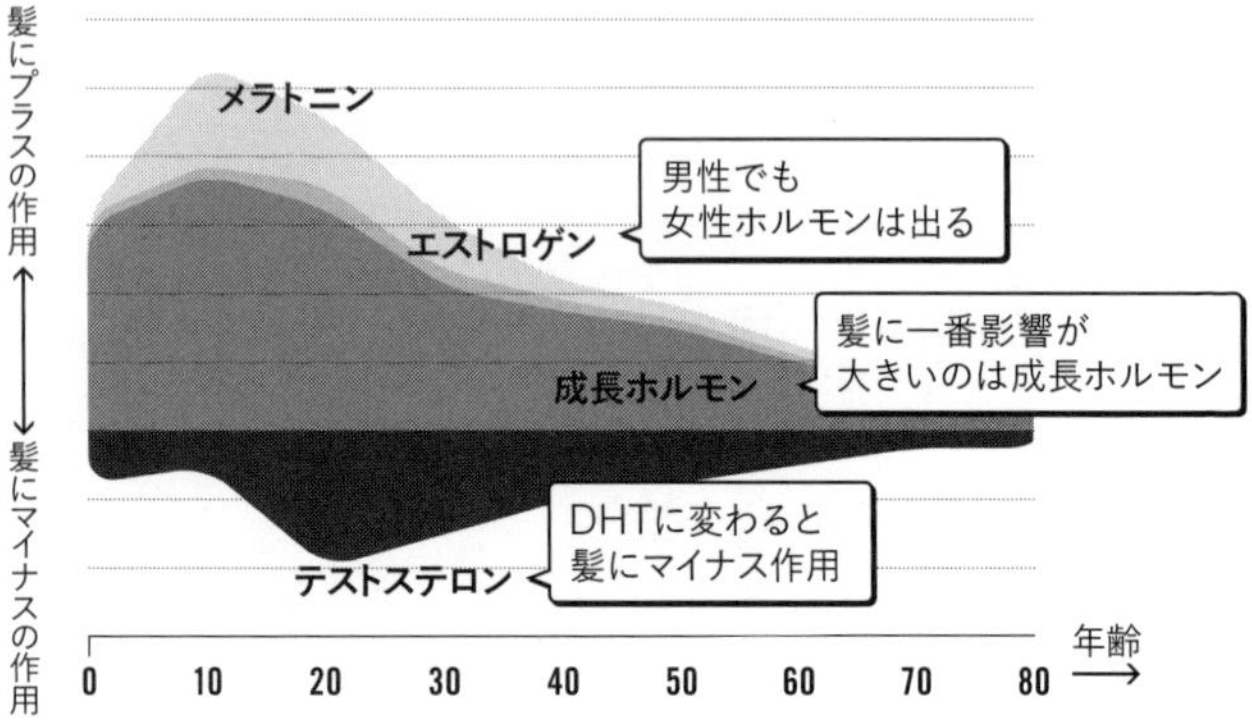

成長ホルモン（95ページ）です。

成長ホルモンは毛の成長期に欠かせないホルモンで、髪を太く長くし、頭皮の改善にも貢献してくれる、とてもありがたいホルモン。

運動をしてテストステロンが増えると、体全体が元気に若々しくなります。そのテストステロンが多少ＤＨＴに変換したとしても、成長ホルモンがさらにそれを上回る働きをする……だから**運動は薄毛や抜け毛には効果的**なのです！

これは運動によって増えるテストステロンより、運動によって増える成長ホルモンのほうが発毛の点では優位に立つか

ら。より正確にいうと、この時産生される成長ホルモンが直接毛包に作用するというよりも、**体を動かすことでストレスが緩和され、各種のホルモンバランスが改善し、睡眠の質が高まることが、結果的に髪によい影響を与えている**ようです。さらに毎日の睡眠中に出る成長ホルモンも分泌されやすくなり、組織のアンチエイジングや、代謝や血流の改善がすすみます。また、成長ホルモンは脂肪代謝を促進しますので、その分泌が増えれば脂肪肝を改善し、髪にもしっかり栄養を行きわたらせてくれます。**いいことずくめ**なんですよ！

ただし、無理しすぎや過度に負荷がかかる運動はおすすめできません。**適度な運動こそが、成長ホルモンとテストステロンのいいバランスをもたらします**ので、運動の仕方には注意が必要です。

EXERCISE 3

筋トレ＋有酸素運動を組み合わせて効果的な育毛対策を

育毛には運動がいい！　と患者さんにアドバイスすると必ず、「**筋トレ？　有酸素運動？　どっち？**」と聞かれます。できればどちらも1回に20～30分くらい行うのが理想です。順序ですが、筋トレを先にもってくると、効率よく有酸素運動に移れます。

筋トレはテストステロンの分泌を促すので、ちょっとメタボが気になるという人が積極的に行うと、男性らしい体つきになってきます。

有酸素運動は、エネルギー源として蓄えられた体脂肪を燃焼してくれる運動ですが、脂肪の燃焼には酸素が必要なため、この名がついています。ジョギングや水泳、サイクリングなど、軽く息が弾むくらいの20分以上の継続した運動がこれに含まれますが、脂肪を燃焼するだけでなく、普段から脂肪燃焼しやすい代謝のよい体へと導いてくれます。

髪のため運動パターン例

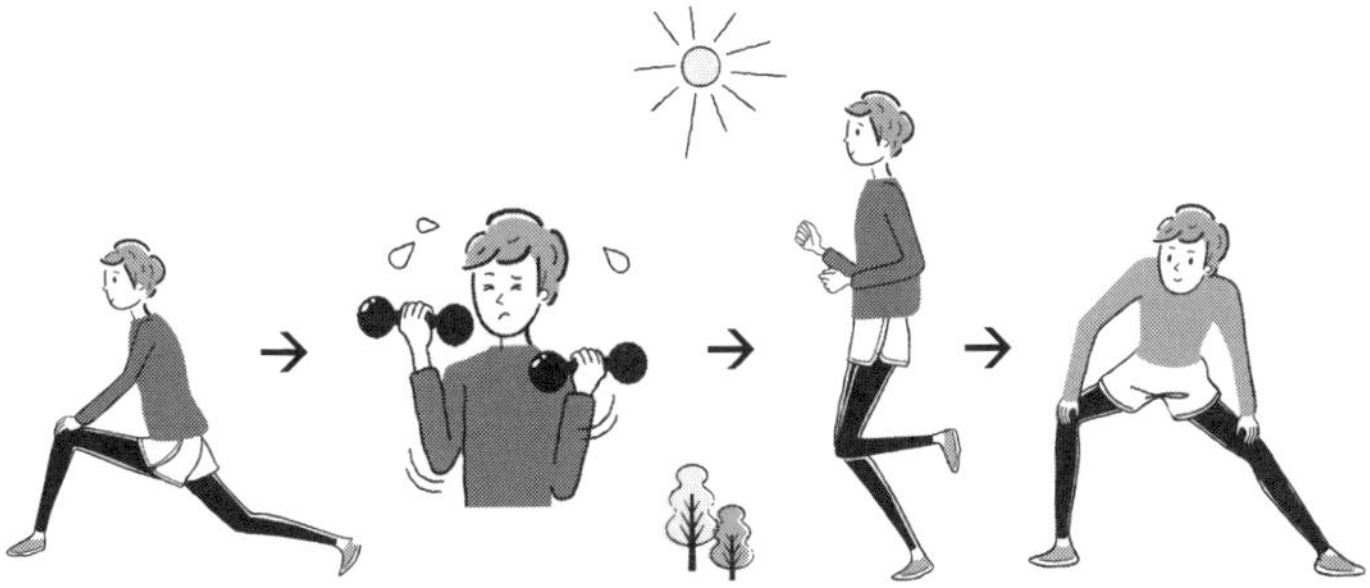
準備体操
筋トレ20分
有酸素運動
20~30分
クールダウン

成長ホルモンは、有酸素運動だけでは増えません。**有酸素運動の前に行う筋トレ（無酸素運動）で成長ホルモンが分泌されるのです。**

10〜15回繰り返せるくらいの重さ（中等度負荷）、1分ほどの短いインターバルで繰り返し筋力トレーニングを行うと、テストステロンも成長ホルモンも、もっとも分泌が増えることを合わせて覚えておきましょう。

また、脂肪燃焼は血糖値（ブドウ糖）がある程度下がらないと始まらないので、筋トレして成長ホルモンを分泌させ、その間にエネルギー源としてのブドウ糖を消費し、続いてジョギングで体脂肪を燃焼させる……このセットが正解です。

筋肉がつき、さらに基礎代謝がアップ。**基礎代謝が上がれば免疫力がアップしますし、新陳代謝も活発になり、頭皮のターンオーバーもスムーズになる**ことで、もちろん髪にもいい作用をもたらします。

筋トレ＋有酸素運動の組み合わせこそ、成長ホルモンが効率的に作用し、体に余計な脂肪を溜め込まず、内臓の働きをよくしてくれ、健やかな髪にもつながるゴールデンコンビなのです！

運動はできれば週2〜3回、筋トレ20分＋有酸素運動20〜30分＋ストレッチ（クールダウン）10分くらいが理想です。これは髪にとってだけでなく、健康にとってもベストな運動量なのですが、運動嫌いの人にはハードルが高く感じられるかもしれません。

有酸素運動は無理にジョギングにせずとも、早めのウォーキングだっていいのです。**ポイントは先に筋トレをして、成長ホルモンとテストステロンの分泌を増やして**

から有酸素運動をするという、この**順番と組み合わせ**なのです。筋トレをライフスタイルに取り入れにくいなら、中等度以上の運動（体操、速歩など）を少なくとも週1回から、始めてみましょう。

運動が薄毛対策になるなんて、にわかには信じがたいかもしれません。でも、この**コンビがもたらす髪と体の健康への効果は計り知れない**ものがあります。だまされたと思って、ぜひとも取り入れてみてください！

EXERCISE

4

筋トレは大きな筋肉を鍛えると成長ホルモンが出やすい

筋トレといっても、筋肉にはいろいろな種類や部位があるのでどこを鍛えるか迷いますよね。

できれば、**広背筋、腹筋、大腿四頭筋など、大きな筋肉**を鍛えたほうが効率よくホルモンを放出しやすいと言われています。実は、運動時に放出される成長ホルモンは、通常の筋肉組織そのものから出ているので、大きな筋肉をトレーニングすることで産生されるホルモンも増えるからです。スポーツジムに通っている人は、トレーナーに、先ほど述べたような大きな筋肉に効果的なマシンや鍛え方を聞いて、トレーニングするといいですね。

腹筋、背筋（広背筋や脊柱起立筋）、前鋸筋などのほか、インナーマッスルに属する腸腰筋など、体幹筋群を鍛えるのもおすすめです。体幹筋は内臓を支え、運動する時のバランスをとるために、最初に使われる筋肉です。体幹筋を鍛えると姿勢もよくなり、年齢とともに背中が丸まったり、反った状態になっているのを改善してくれます。また、体幹筋がしっかりしていると物を取ったり、しゃがんだりするのもスムーズになりますし、意識すれば日常生活でも使いやすい筋肉なのです。背骨に沿って脊髄や自律神経が走っていますので、その周辺を鍛えたりストレッチしたりすることで腰痛など体の不調の改善も期待でき、とてもおすすめです。

まずは**大きな筋肉！　体幹筋！**と覚えればやりやすいですね。まちがった筋トレは効果が上がらないだけでなく、体を壊す原因にもなりますので、はじめての方は必ず、トレーナーに正しいやり方を教えてもらうようにしましょう。

運動は髪にいいだけでなく、いつまでも若々しく、健康的な体づくりに役立ってくれるんです。

第5章

ターゲット4　ストレス

～ストレスを軽減すると髪は元気になる～

STRESS

STRESS

1

ストレスは誰でも抱えている
つまり、誰にでも薄毛リスクはある

「ストレスが溜まる……」「ストレスの多い仕事」など、今や日常的に何か困難な状況があると、みなさん、「ストレス」という言葉をよく使いますね。でも、ストレスの本当の意味や種類、メカニズムについてご存じですか？

ストレスは心理面や精神面で語られることがありますが、もともと**ストレスとは外部から刺激を受けた時の緊張状態を表す言葉**です。

外部からの刺激には、天候や騒音、混雑など環境的要因、薬物や酸素欠乏・過剰などによる化学的要因、不安や悩みなど心理的要因、人間関係がうまくいかないなど社会的要因があります。このように日常生活においての多岐にわたる刺激がストレスになるので、誰もが何らかのストレスを抱えていると言われているのです。

では、外的刺激を受けるとなぜ疲労を感じたり、気持ちが落ち込んでしまうのでしょうか？　それには**交感神経と副交感神経**が大きく関わっています。

神経には脳と体の各組織をつなぐ役割があり、脳や脊髄にある中枢神経と、全身に広がる末梢神経の、大きく2つに分かれており、それぞれが別の役割を持っています。末梢神経は運動や感覚を担当し、中枢神経はそれらの情報をまとめ指令を出す役目をしています。中枢神経の最中枢部（視床下部）からは末梢神経のひとつである自律神経が出ており、自律神経は交感神経と副交感神経にわかれ、バランスをとりつつ全身の臓器や血管の動きを調整し、私たちの日常生活に大きな影響を与えているのです。


交感神経は車で言うとアクセルみたいなもの。日常生活の中の主に活動タイムで作用します。例えば仕事でプレゼンなどする時に、緊張で心拍数が増え、血圧が上がり、汗が出たり、口が乾いたりすることがあります。よく緊張で食事が喉を通らなくなったりするのは、交感神経の影響で胃腸の動きが抑制されているからです。

対して副交感神経はブレーキで、休息時に働きます。例えば、自宅に帰ってリラックスした状態になると脳が落ち着き、心拍数は減って、食事をしても胃腸が活発に動いてくれるもの。

私たちはこの**2つの神経のオンオフでバランスをとりながら生活している**のです。

ところが何らかの理由で緊張状態が長く続いたりすると、本来休息する就寝タイムになってもリラックスできないまま、交感神経がずっとアクセル全開、胸がドキドキしたり、瞳孔は開いたままの状態で、寝付けなくなります。また、ブレーキ担当の副交感神経がうまく働けない状態になっているのです。副交感神経は胃腸の動きを活発化させるので、このように交感神経が優位のままだと胃腸の不調にもつながります。


ストレスとはこうした交感神経と副交感神経のバランスがうまくキープできない状態を言います。これが続くと慢性ストレスになり、病気にも発展しかねません。

ストレスが溜まると血管が収縮するので、血のめぐりが悪くなります。

当然、**末端である頭皮にまで血流が届きづらくなり、栄養が髪に回ってこなくなる**というよろしくない事態に。心臓に戻る血流も悪くなるので、**頭皮に老廃物も溜まりやすく、むくんで硬くなり、薄毛が進行していく原因になってしまう**のです。

交感神経と副交感神経の働き

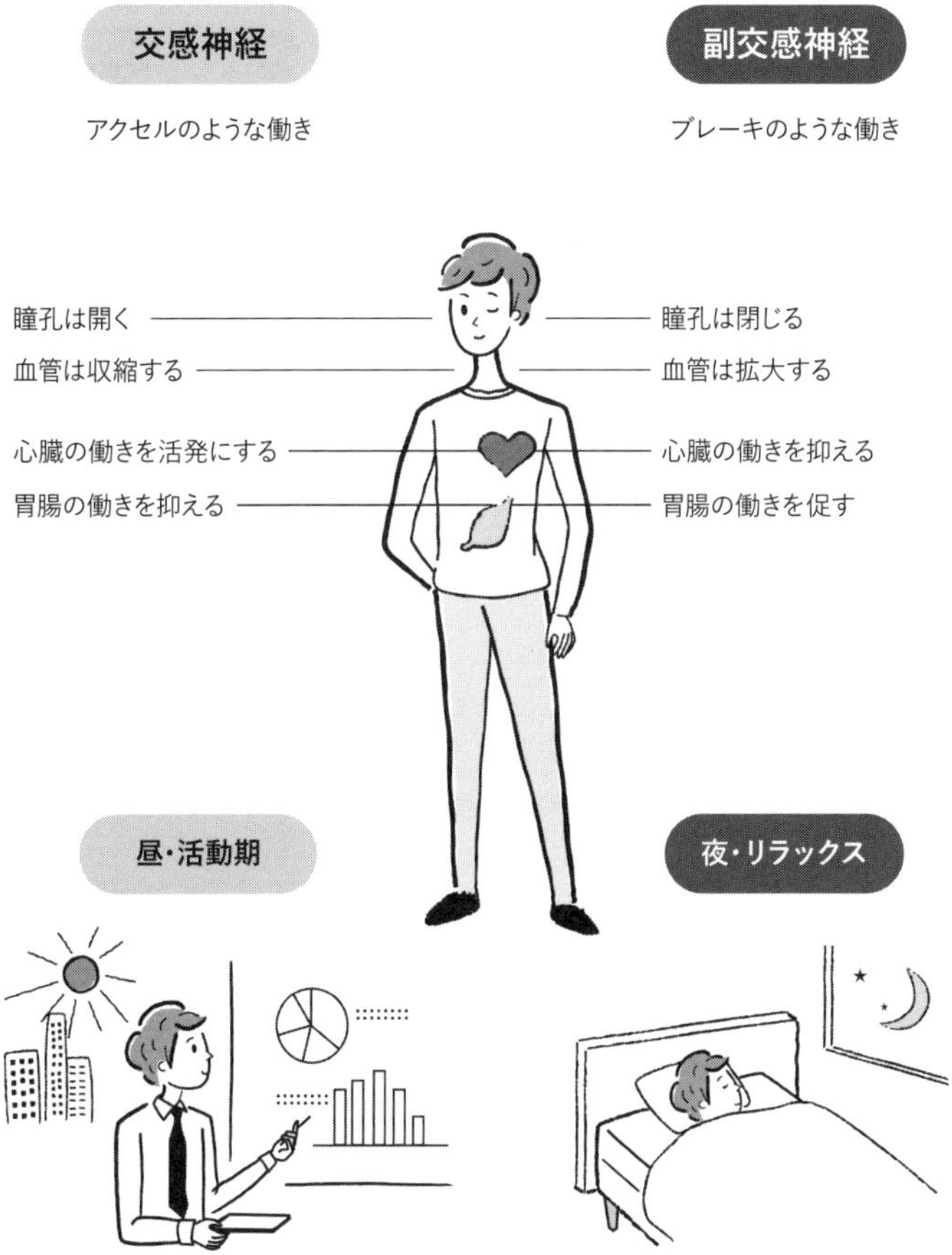

STRESS

2

ストレスと薄毛は深い関係がある

26ページのチェックシートでストレスについて当てはまることが多かった人もかなりいるのではないでしょうか？　それほどストレスは現代人の心身に影響を及ぼしています。**ストレスはあらゆる不調の原因**になるのです。

ターゲット1の食事にしても、ストレスが原因で便秘や下痢の症状が出れば、せっかく摂った栄養もうまく活用できず、髪にまでなんてとても行きわたりません。そして、ストレス時に増えるコルチゾールというホルモンは食欲を亢進するので、暴飲暴食してしまって糖化を招いてしまうことも。ストレス太りというのがあるくらいですから、**ストレスが食生活に与える影響は相当なもの**なんです。

また、ストレスにより、不眠になったり、朝すっきり起きられなくなるということがあります。ターゲット2の睡眠がしっかりとれず、**成長ホルモンの放出が減り、髪の成長を妨げ、薄毛の原因**になります。

ストレスが溜まると、ホルモンバランスが崩れます。すると、やる気や元気も損なわれるので、自宅にこもりがちになったり、運動不足になったり。そうすると、ターゲット3の運動で得られる成長ホルモンの恩恵が受けられず、**テストステロンがジヒドロテストステロンに変換する量が増え、これまた薄毛が加速**します。

このようにストレスはすべてのターゲットに影響を及ぼしているのです。**薄毛の最大の原因はストレスと言っても過言ではありません**。ストレスと薄毛には深い深い関係があるのです。

さらに**ストレスは活性酸素を作り出してしまいます。活性酸素……すなわち体内のサビのこと**。

活性酸素が発生すると、細胞の働きが低下し、髪に栄養が行き届かず、老廃物が溜まってしまい、髪の成長を妨げます。自分たちの見えないところで、ストレスは体を蝕んでいき、髪にも悪影響を与えているのです。

この活性酸素が、いかに髪にとって成長を妨げる存在であるのかを解説しましょう。

STRESS 3

活性酸素（体のサビ）によるダメージで髪が育たなくなる

私たちの体の中は、生きている限り常に活性酸素が発生しています。**活性酸素は酸素よりも強い酸化力を持つのが特徴。**切ったリンゴを放置しているとだんだん茶色くなってしまうのを見たことがあるでしょう？　酸化とはまさにその状態のことです。これは空気中の酸素に触れたことで起きる化学反応で、鉄を長期間使っているとサビてくるのも同じ原理です。

細胞は、酸素を使ってエネルギーを作り出し活動しているのですが、そのエネルギー産生自体のうちの数％が活性酸素に変わることが分かっています。体の中では、酸素よりさらに酸化力の強い活性酸素がどうしても作られ、細胞を酸化させてしまうのです。

一方で**活性酸素は体内に侵入したウイルスや細菌を攻撃するという大切な役割もあ**

り、なくてはならないものでもあります。

問題は活性酸素が体内に増えすぎること。

活性酸素が増える原因はいろいろあります。先ほどお話ししたエネルギー産生以外にも、**タバコ、合成薬品の摂取、紫外線、過度な運動、過食、そしてストレス**などです。ストレスにより、交感神経が優位の状態が続くと血管が収縮し、血流が悪くなります。その後血流が再開通する際に活性酸素が発生したり、ストレス時に増える白血球の一種から活性酸素が発生したりするのです。慢性的なストレスが続いてこの状態が繰り返されると、活性酸素がどんどん増えていくという負のスパイラルに。

もともと人間の体の中には、この活性酸素を消去するための「抗酸化物質」と呼ばれるものが、たくさん準備されています。抗酸化酵素、各種ビタミン類、ポリフェノール類、そしてメラトニンや男性のテストステロンもその一種。けれど、体の中に活性酸素がありすぎるとそれを消去しきれず、元気な細胞や遺伝子が攻撃されてしまいます。当然、**頭皮に活性酸素が増えると毛を生成する毛母細胞も攻撃されて、毛の成長を妨げることに**。細胞がサビてしまうので、頭皮も体も調子が悪くなるばかりで

活性酸素が増えすぎると体は酸化する

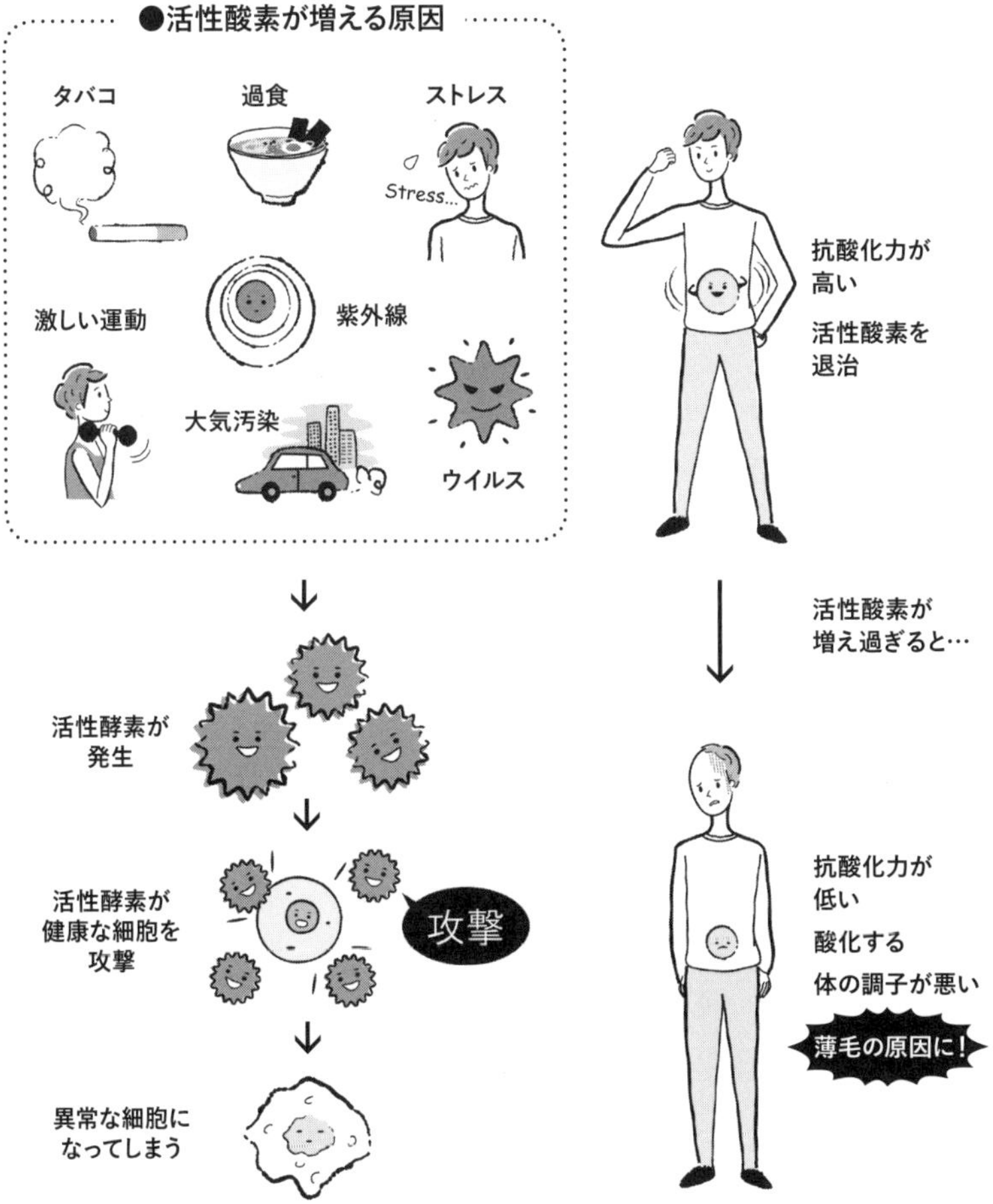

す。さらに、この状態に糖質過多の食生活が加わると糖化も起こり、酸化とともに髪や細胞を、どんどん劣化させてしまうのです。

人間は生きている限り、酸素は取り込むので活性酸素はゼロにはできません。**必要以上に増やさないこと**と、**活性酸素の働きを抑える抗酸化力を活かす**ことが大切なのです。

つまり、**ストレスを溜め込まないようにして活性酸素の発生を抑える、ホルモンバランスを整える抗酸化作用のある食べ物をしっかり摂る、**ということです。

トマトやキウイに豊富に含まれるビタミンC、ナッツ類のビタミンE、ピーマンやニンジンなどの緑黄色野菜、赤ワインやブルーベリーのポリフェノールなどに抗酸化作用があります。その季節に美味しい旬の食材も、抗酸化力が高いものです。

ストレスが気になる人は、これら抗酸化作用のある食物を積極的に摂取して、活性酸素を必要以上に増やさないようにしたいものです。

STRESS 4

ストレス発散のワンアクションで楽しみながら薄毛を防ぐ

ストレスがゼロであれば、栄養もホルモンもうまく回って、薄毛の進行を防いでくれるでしょう。でも悲しいかな、どんな人もストレスゼロにはなりません。ですからストレスを発散し、上手につきあっていくことこそ、髪とも長くつきあっていくコツだと言えます。

女性は甘いものを食べたり、買い物したり、友達としゃべったりなどストレスを発散するのが上手なのですが、**男性はストレスを表に出さずに溜めがち**なので、注意が必要です。

ストレス発散方法にはいろいろありますが、中でもおすすめなのが**運動**です。**体を動かすことで代謝が改善し、自律神経の働きもよくなります**。特にエアロビクス、ダンス、リズムにのったウォーキングなど、リズム運動と呼ばれるものを行うと、**セロトニンが増加し、心が落ち着いて集中力が高まるのです**。セロトニンはターゲット2の睡眠で解説（100ページ）したように、朝起きて光に当たることで分泌が止まるメラトニンに代わって生成されるもの。このセロトニンは脳内で働く神経物質で、これが増えるとイライラしなくなったり、心のバランスを保ちやすいことがわかっていて、**別名「幸せホルモン」と呼ばれている**ほどです。

さらにターゲット3でも解説（117ページ）したように、**運動することで成長ホルモンが放出されるので、髪にはもちろんいい影響を与えてくれます**。また、汗を流すことによる爽快感、運動をやりきったという達成感もストレスを発散させてくれます。**激しい運動でなくても、ウォーキングやサイクリングなどでもいい**のです。

体を動かすことは、体にも心にも、そして髪にもいいストレス発散方法だと断言します！

他にもストレス発散でおすすめなのが、自分の好きなことや趣味の時間を楽しむこと。ただ、ゲームなどのインドアの趣味だけだと、体を動かさなくなってしまうので、旅行に行ったり、ドライブしたりなど、アクティブな趣味を見つけてください。

また、女性との関係がうまくいっているなど、適度な性生活もストレスを和らげ満たされた気持ちにしてくれるもの。テストステロンも分泌されて、若々しさも保ってくれます。

好きなものを食べるのもストレス発散になりますが、くれぐれも食べすぎや糖質や脂質の多い食事には気をつけましょう。糖化と酸化を加速させると髪にもよくないので、食べるものと食べる量は、バランスを考えたほうがいいですね。

ここまでいろいろとお話ししてきましたが、皆さんもなんとなくお気づきのとおり、**栄養・運動・睡眠・ストレスの4つは、すべてががっちりタッグを組んでいて、どれもお互いに深い関わりがあるのです。**

力強く生える力を持つ髪は、これら生活習慣の密接な協力関係のもとに、すくすくと育まれるものなのです。

教えて!
田路先生

喫煙はやっぱり髪によくないですよね?

そうですね。**喫煙が体によくないことは明らか**になっていますし、髪にももちろんよくないです。主な原因はニコチンと一酸化炭素。ニコチンは血管を収縮させてしまうので、血流が頭皮まで届かなくなり、栄養が行き届かないことに。また、ニコチンは髪の生成に大切なビタミンCを破壊する作用があり、喫煙すると頭皮、髪の成長によくないことがわかっています。一酸化炭素は血中のヘモグロビンと結びつきやすく、頭皮が酸欠を起こしやすい状態に。さらに活性酸素も発生し、細胞を攻撃することになるので、薄毛の原因になります。

喫煙者の間で愛用されている加熱式タバコにもニコチンが入っているので紙巻きタバコより少ないとはいえ、髪への悪影響はやはりあります。

薄毛が気になる人には禁煙をおすすめします。

第6章

ホームケア

～当たり前のヘアケアを習慣化する～

HOME CARE

HOME CARE

1

頭皮の汚れをきちんと落とすことがヘアケアの基本

さて、ここからはつい見落としがちな、**毎日のヘアケアがいかに大切か**について注目していきます！

薄毛が気になる人にありがちなのが、髪にいいと言われているシャンプーや育毛剤などをかたっぱしから試すこと。こうしたものに含まれる**効果成分は表皮〜真皮の浅いところまで、そして毛の表面や毛穴に沿って浸透し、ある程度毛根にも届きます。ただし、浸透する量はごくわずか。**

もちろんないよりはいいのですが、健康な髪を作るのに、体全体で頭皮に送り込んでいる豊富な栄養、豊富な血流、適切なホルモン刺激の効果に比べれば、皮膚から吸収されるシャンプーや育毛剤の効果成分の量は、まるで比較にならないものです。

第2章から第5章までの間で何度も繰り返してきたように、**栄養、睡眠、運動、ストレス**……といった要素のもと、**体の中からきちんと整えないと髪の毛は絶対に元気**

シャンプーで洗い残しが多い部分

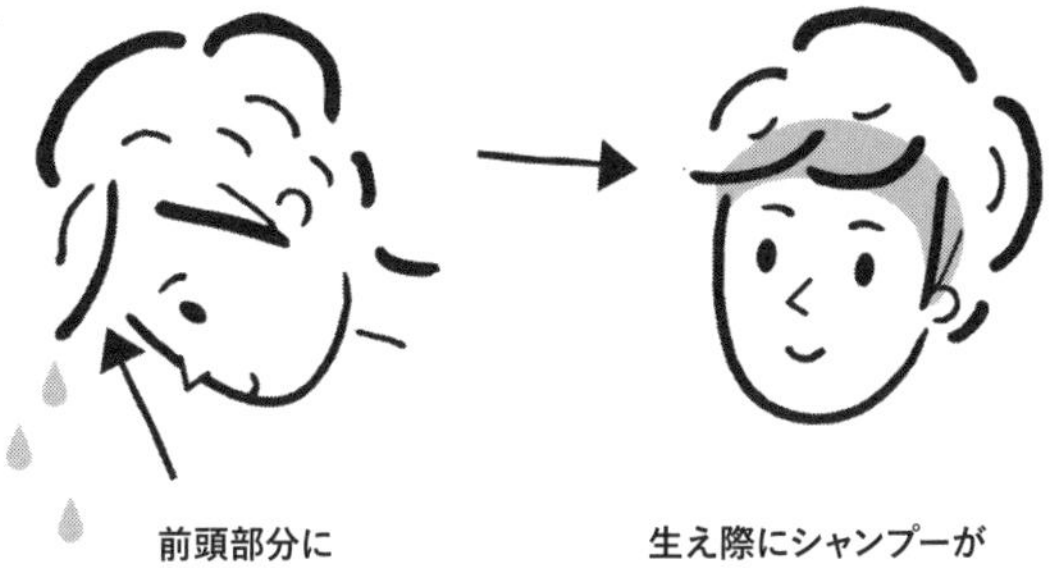
残りやすい
残り、額の皮脂と混ざる

になりません。仮に一時的に増えたように見えても、だんだんと反応が低下してしまいます。

栄養バランスのいい食事、深睡眠を3時間以上とる、適度な運動をする、ストレスを軽減させる、などにより初めて髪が成長する土台ができるのです。

そして、こうした土台があってこその、ヘアケアやシャンプーです。

だから育毛効果を謳っているシャンプーや育毛剤を使うことがまったく意味がないというのではなく、**土台を整えることと並行して取り入れればもちろん有効**なわけです。どんなに高価なシャンプーや育毛剤を使っても、**体の中から革命を起こさないと薄毛は進行していく**、と心に留めておいてくださいね。

ところでみなさんはシャンプー、洗髪はどんな風にしていますか？

これについては「○○シャンプーが発毛にいい」「シャンプー剤は使わないほうがいい」「そもそもあまり洗わないほうがいい」などいろいろな説があり、どうしたらいいか迷いますよね。

私は患者さんには、**頭皮の汚れを寝る前にきちんと落とし、かつ適度な潤いを残すようアドバイス**しています。男性は女性に比べて、ハードなスタイリング剤を使用する機会が多いですし、頭皮の皮脂分泌が多く汗やほこりがこびりつきやすいので、しっかり汚れを落とすことが大切なのです。

かといって洗いすぎて、頭皮の潤いを保っている皮脂が落ちすぎてしまうのも問題。乾燥を招いてフケの原因にもなります。あくまでも**「適度な潤いや皮脂は残し、汚れをしっかり落とす」というのが洗髪の役割**です。

洗い方については148ページで解説しますが、シャンプー剤を使う時に注意しなくてはいけないのが洗い残し。男性は前頭部や生え際に洗い残しが多く見られます。特に生え際に残っていると額部分の皮脂と混ざって、吹き出物の原因にも。すすぎはしっかり、シャンプー剤はきちんと洗い流して。

\ HOME CARE /

2

ゴシゴシ洗いはＮＧ 頭皮マッサージでケアを

頭皮がかゆい、フケが気になるなどで爪を立ててゴシゴシ洗っていませんか？ もしくはシャンプー剤をざっとつけて適当に表面だけ洗い流したりしていませんか？

どちらも頭皮にはとてもよくないので、正しい洗い方をマスターしましょう。

まずお湯の温度は熱すぎると皮脂を取り過ぎたり、頭皮や髪に負担をかけてしまうので、**37度〜40度くらいのぬるめが理想。**いきなり熱いお湯を頭皮にかけないように。最初に、髪だけでなく頭皮までお湯でしっかり湿らせてから、シャンプー剤をつけます。シャンプー剤は髪の長さや量、製品にもよりますが、男性なら1〜2プッシュくらいが適量でしょう。

シャンプー剤は直接髪につけるのではなく、手のひらでいったん軽く泡立ててから

頭皮マッサージの仕方

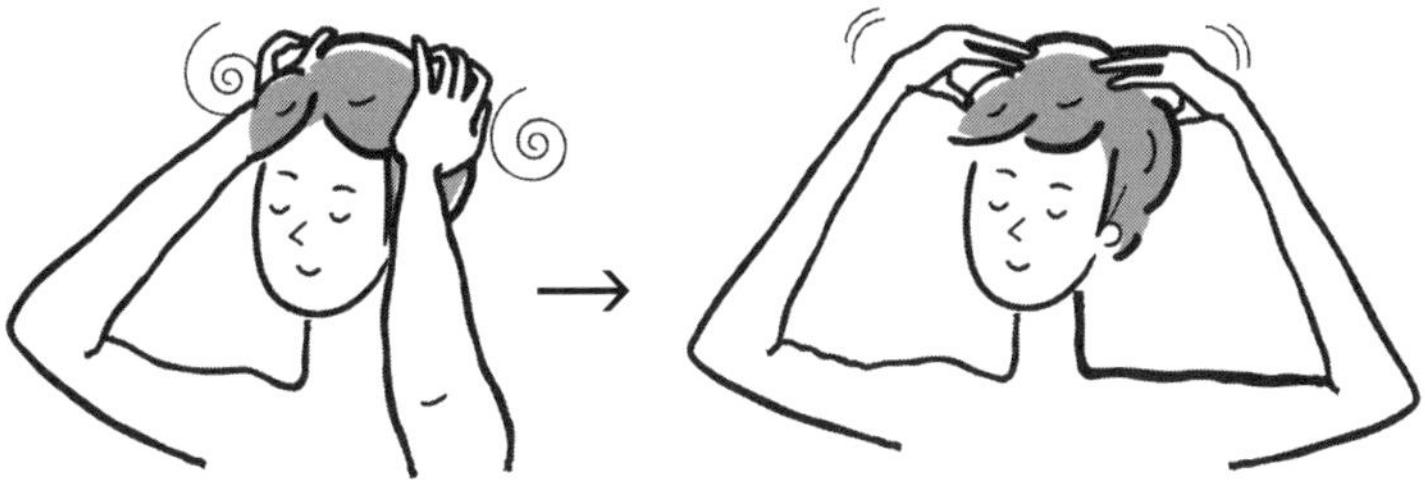

手のひらをこめかみより少し上にあてて押し上げるようにぐるぐる回しながら頭の上までほぐしていく

両手の指の腹で、生え際から後頭部をゆっくりもみほぐす

髪になじませ、指の腹を使って頭皮を優しく動かしマッサージするように洗います。その時に爪を立てて洗ったり、髪同士が摩擦するようにゴシゴシ洗うと、頭皮や髪が傷ついてしまうので気をつけて。**体臭のもとになりやすい耳の後ろや後頭部なども、忘れず指の腹を使ってマッサージする**ように洗いましょう。

シャンプーするついでに、簡単でいいので**頭皮マッサージを組み込むと、血流がよくなり、栄養も届きやすくなります**。まず、両手で頭を軽くつかみつつ、親指の腹を耳の上において、軽く持ち上げたり、くるくる動かしたり、手のひらをこめかみの少し上にあてて押しあげるようにぐるぐる回してみましょう。**シャンプー剤の泡によって指も動かしやすくなるので、洗髪時に頭皮マッサージをするのはとてもおすすめ**です。耳の前、おでこの生え際、ぼんのくぼから頭頂部に向かって頭皮を養う太い血管が入っていますので、その血流を促すイメージでやってみましょう。

マッサージの後は、前頭部などに洗い残しがないように、シャンプー剤をきちんと流して。**コンディショナーやトリートメントを使うなら、髪の毛のみになじませてください**。頭皮にまでつけてしまうと、製品にもよりますが、頭皮までコーティングされて皮脂が毛穴に詰まってしまうので、あくまでも髪の表面のみにしておきましょう。

シャワーを浴びる、髪を洗う、というのはとても日常的なことで、その習慣や方法は千差万別ですが、**きちんと丁寧に洗髪することが薄毛を改善する一歩にもなるのは間違いありません。**

HOME CARE 3

安価な育毛シャンプーと激落ちシャンプーに効果はない

薄毛が気になり始めると、体調や栄養バランスよりもまず、使っているシャンプー剤を気にする人が多いものです。

ドラッグストアやスーパー、ネットにもたくさん溢れている薄毛対策のシャンプー剤。どんなものを使えばいいか、そもそも本当に効くのかどうか、気になるところですよね。

男性にありがちなのが、頭皮の毛穴の詰まりが発毛を妨げている→皮脂や汚れを落としたい→洗浄力が強いシャンプー剤をチョイス、という発想です。

強い洗浄成分が含まれるシャンプー剤には、石油系の合成界面活性剤が使われていることが多いです。これは主に石油が原料で、水だけでは落ちにくい皮脂の汚れを落としてくれるもの。すっきりと汚れは落ちますが、髪や頭皮の刺激になるので、薄毛が気になる人はこうしたシャンプー剤は避けましょう。

また**「育毛」「発毛」と書かれていても安価なシャンプー剤は、薄毛対策の効果はほぼ期待できません**。そもそも、髪や頭皮に負担が少なく、かつ十分に汚れを落とせる成分は安くは作れないものです。髪や頭皮を元気にしたいなら、「アミノ酸系シャンプー」と呼ばれる種類のものが、効果や成分バランスがとれているものが多いのでおすすめです。

安い価格で「育毛シャンプー！」と謳っているものに、つい手が伸びそうになりますが、購入する前に、どんな成分が使われているか、チェックするのを忘れないでください。

もう一つよく聞かれるのが、**シリコンシャンプーとノンシリコンシャンプーでは、どちらが髪にいいか？**　という質問です。

シリコンとは髪の表面を保護する成分の一つ。シャンプー後の洗い上がりがサラサラになり、指通りもスムーズになります。髪はきしむと傷みますので、シャンプーに

シャンプーの洗浄成分の分類表

	高級アルコール系	石鹸系	アミノ酸系
界面活性剤の種類	石油系原料の合成界面活性剤	天然系原料の合成界面活性剤	
成分表記例	ラウレス硫酸塩 ラウリル硫酸塩	石鹸 ラウリン酸Na オレイン酸Na ステアリン酸Na	ラウロイルメチルアラニンNa ココイルグルタミン酸Na
洗浄力	かなり強い	強い	やや弱い
泡立ち	◎	○	○
刺激性	皮膚・髪に刺激強い	低刺激だが 髪はきしみやすい	低刺激 適度な保湿力あり
価格	安い	安い	高い
おすすめは	肌の強い人 整髪料を多く使う人 屋外作業やスポーツ後 コストを抑えたい人	皮脂が多い人 整髪料を多く使う人	肌や髪がデリケートな人 フケや頭皮トラブルのある人 髪・頭皮ケア向き

※これらの洗浄成分（界面活性剤）に保護成分（シリコンなど）・保湿成分・有効成分などが配合され製品化

は洗浄成分に加えて必ず何らかのこうした保護成分が入っています。

シリコンという成分自体は、髪にも頭皮にも悪さはしませんが、シリコンによって髪がコーティングされるだけでなく、頭皮もコーティングされてしまい、それを毎日のシャンプーできちんと落とせていないと皮脂や汚れと混じって蓄積していく心配があります。そういう懸念から、また、頭皮には余計なものを極力つけないという考え方から、最近では**ノンシリコンシャンプーが注目**されています。

ですので、髪や頭皮に優しく十分に汚れを落とせる洗浄成分に、シリコンが組み合わせてあれば問題はありません。もちろん、シリコンの代わりに良質な保護成分が入っていれば、そちらの方がよりベターです。けれど、ノンシリコンシャンプーを謳っていても、代わりに効果の弱い保護成分しか入っていなかったり、髪と頭皮に負担の大きい石油系合成界面活性剤が入っているシャンプーもあるので、成分チェックは忘れずにしたいものです。

このようにシャンプー剤にもいろいろありますが、**どれを選ぼうか迷ったら、まずは使用してみて自分の髪や頭皮に合うな、と思うものを使うのが一番ストレスにならず、正解に近いもの。**あえてシャンプー剤にはこだわらず、正しい洗髪法、ヘアケアをすれば十分髪にはいいと思いますよ。

HOME CARE

4

「湯シャン」が薄毛にいいというわけではない

シャンプー剤は髪を傷めるので、**お湯だけで洗う「湯シャン」が薄毛対策にいいという説がブーム**になりました。

確かに髪についたほこりや頭皮の汚れは、毎日丁寧にすすげばお湯でもある程度は落とせます。ただし、皮脂と水はうまく混じりにくいため、汚れが脱落した表皮と混じって積み重なったり、ジェルやワックスなどの整髪剤はお湯だけでは落とせないので、やはりシャンプー剤を使うほうがおすすめです。

整髪剤がしっかり落ちきれず、髪や頭皮に残ると雑菌が繁殖してにおいのもとになったり、毛穴を詰まらせ頭皮を硬くしてしまう原因になるので、シャンプー剤でしっかり落としましょう。また、女性に比べて男性はホルモンによって、頭皮の皮脂が出やすいので、清潔、という意味でも**自分に合ったシャンプー剤で洗髪するのがおすすめ**です。

ただし、皮脂があまり出ず頭皮が乾燥している人や、頭皮が赤くなって炎症を起こしたりなどしている人は、シャンプー剤のような成分の刺激がない湯シャンに切り替えてもいいかもしれません。また、普段は湯シャンでも、週1回はシャンプーを使うなど、ときどき頭皮の汚れをリセットする使い方もよいでしょう。

湯シャンだけだと、整髪料や皮脂の汚れが気になる、でもシャンプー剤の刺激もどうも気になる……という人は1日おきに湯シャンにするなどもいい方法ですね。

HOME CARE 5

朝シャンVS夜シャン 髪の成長のためには夜シャンがおすすめ

みなさんは、1日何回髪を洗いますか？

真夏は別として、**髪は1日1回洗うので十分**です。1日分の皮脂や汚れは取り除けます。あまり洗いすぎると頭皮の乾燥を招いてしまうので注意ですよ。（それでもべたつく場合は、糖質過多やストレスで皮脂の産生が上がっているのかも！）

問題はいつ洗うかです。生活習慣や季節にもよりますが、朝、出勤前に朝シャンし、夜は帰宅したらそのまま寝るという人が多いのではないでしょうか？

髪の成長を考えると夜シャンのほうがおすすめなんです。

夜の睡眠タイムは、第3章で解説したように髪の成長を促す成長ホルモンが放出される大事な時間。成長ホルモンはいつでも放出されていますが、眠り始めてからの3時間の深睡眠にもっとも放出量が多くなるとお話ししましたよね。だから、**夜、寝る**

毛穴が詰まると毛の成長を妨げる

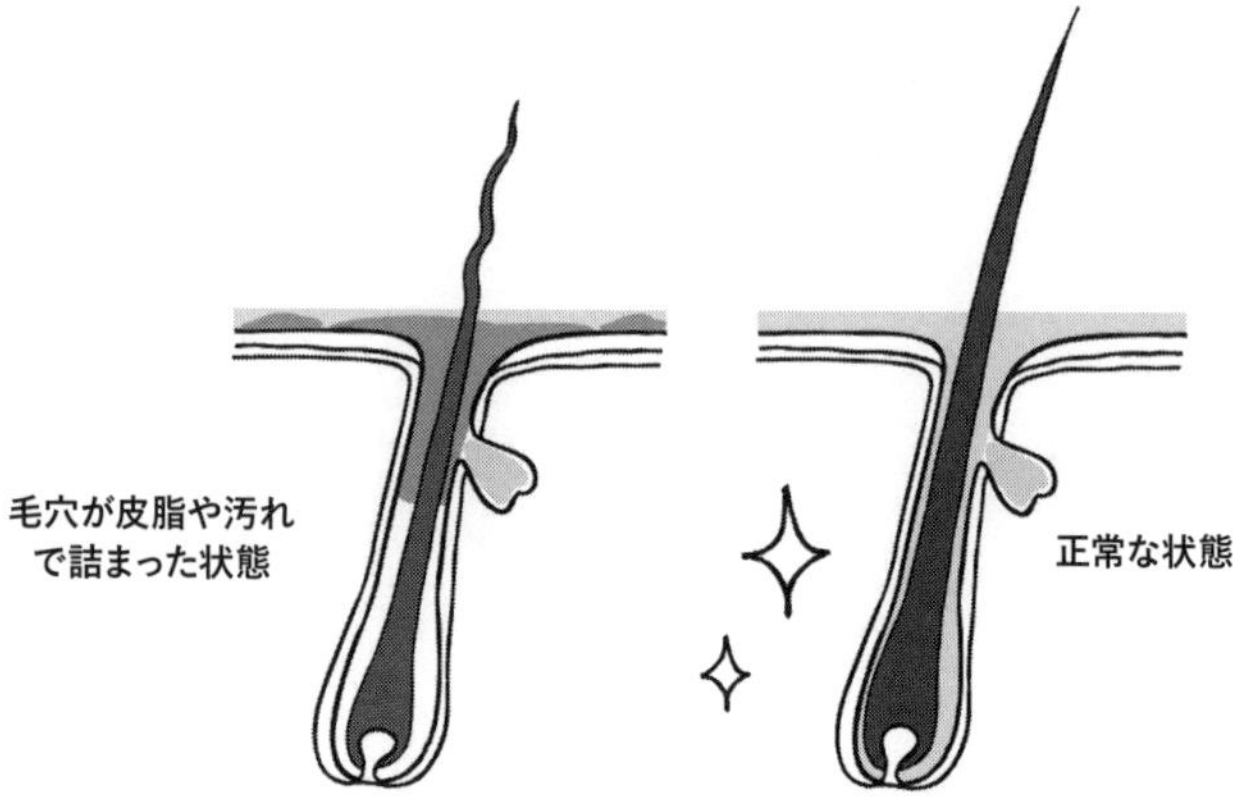

前にシャンプーすることで頭皮の汚れやストレスを取り除き、細胞が心地よく働く環境を作っておくのがベストなのです。

細胞にとっていい環境を作れば、毛母細胞に栄養が届きやすくなり、成長ホルモンが放出された時、ホルモンの働きもよくなって髪の成長を促してくれます。要するに**夜シャンは成長ホルモンの働きのサポート役**になるのです。

ただし、すでに習慣化していて朝シャンのほうが生活リズムが整う、ストレスがない、という方は無理に夜シャンに変更する必要はありません。そういった人は運動や栄養など、他の面で髪のためにいいことをしてカバーしましょう。

こうしなければならない……そう思い込むのもストレスになるので、**臨機応変に自分に合う髪への良い習慣を取り入れること**こそ、長続きする、そして効果をあげるコツとも言えます。

HOME CARE 6

整髪剤やドライヤーの使い方でも薄毛はケアできる

髪が短いからと、シャンプー後はタオルドライのみや、乾かさずにそのまま放置しているということはありませんか？　**髪を濡れたままにしておくと、においや雑菌の元になりやすいうえに、頭皮にダメージを与えてしまうことになり、髪の成長を阻害すること**に。また、濡れたまま寝てしまうと、濡れた髪と枕やシーツとの摩擦で髪の表皮が傷ついてしまい、髪の毛そのものがパサパサしてしまいます。**髪は濡れている状態がいちばん傷付きやすい**のです。

ドライヤーの熱は髪にダメージを与えるのでは？　と敬遠する人もいますが、きちんと使えば問題ありません。まずはしっかりタオルドライをして、水分を拭き取ってからスタート。髪から15センチほど離して、毛先より根元から乾かすようにドライヤーをかけましょう。同じところ、同じ向きから、長時間ドライヤーを当てないようにしてくださいね。

HOME CARE

7

実はメリット大！　ブラッシングでできる頭皮マッサージで髪が元気になる

髪が豊かで美しい女性に普段どんなケアをしているか聞くと、たいてい「ブラッシングをしています！」という答えが返ってきます。髪が短い男性はあまり髪をとかす習慣はないと思いますが、**ブラッシングの髪へのメリットは実は大きいので、男性もぜひ取り入れて**ほしいところです。

まずシャンプー前に髪をブラッシングすると汚れを浮かせることができ、洗うのも楽になるだけでなく、整髪剤の汚れも落ちやすくなります。また、スタイリング前におこなうと**髪にツヤが出て、広がりを押さえつつボリュームは出す**、といううれしい効果もあるので、ぜひブラッシングしてみてください。

もう一つ、**ブラシを使っておこなうのに、おすすめなのが頭皮マッサージ**。162

頭皮を養う血流のポイント

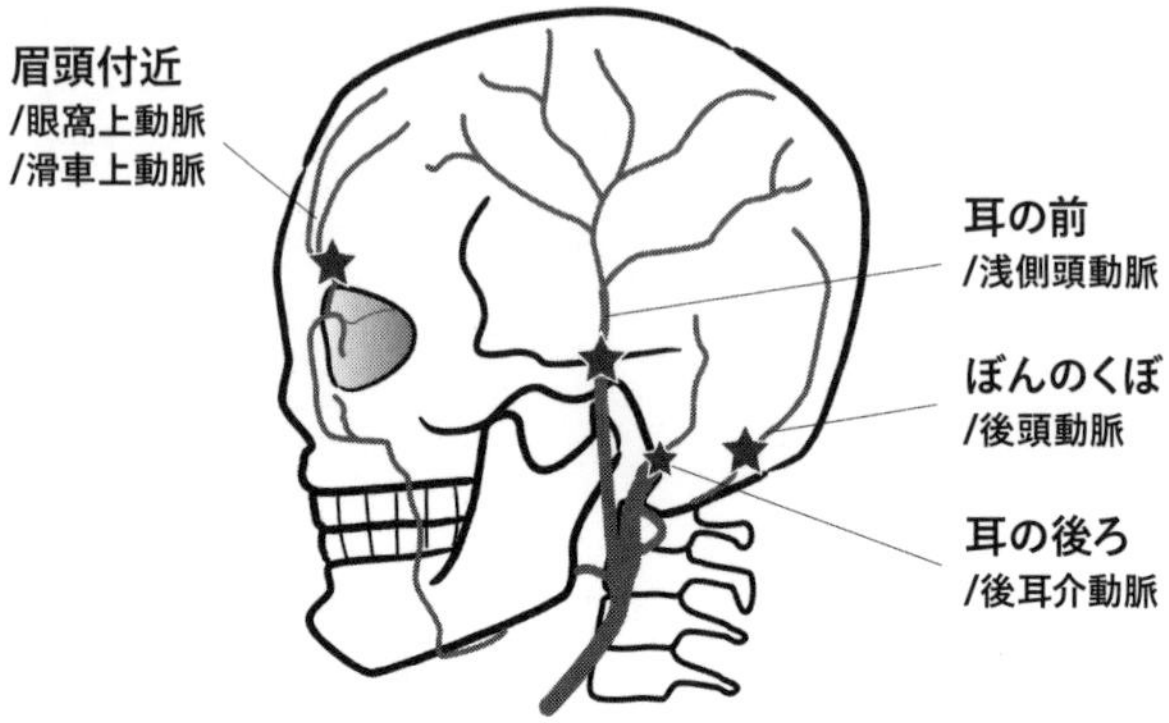

マッサージブラシの使い方

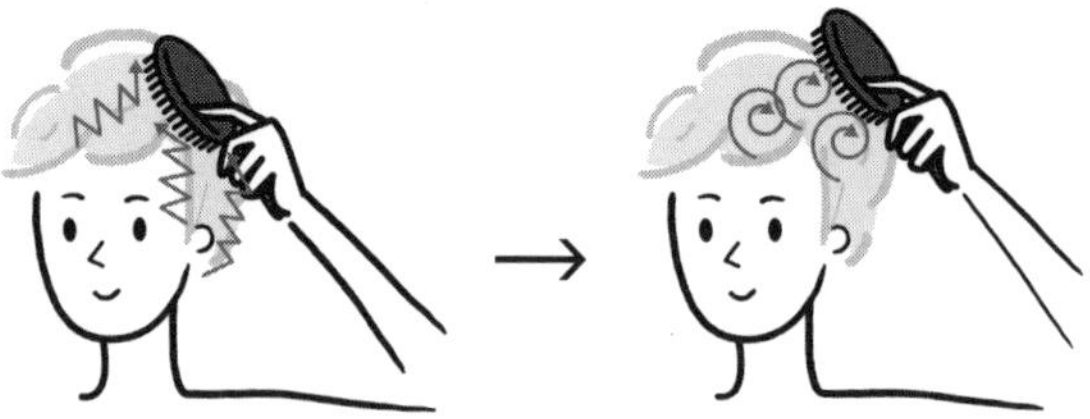

耳の真上から頭頂部に向かい、頭皮をリフトアップするように心地いい圧をかけながらジグザグに大きくほぐしていく

頭頂部を小さく「の」の字を描きながらくいっくいっとプッシュ。少しずつずらして頭全体をマッサージ

ページの図のように頭頂部には血流がなかなか届きません。**頭皮を養う血流の入ってくるポイントは、耳の前、眉頭付近、ぼんのくぼ、耳の後ろの4つ**なのですが、この4カ所から頭頂部に向かって血流が流れるようマッサージすると、頭皮の血行を促進し、栄養やホルモンが頭頂部まで届きやすくなります。

もちろん指や手のマッサージに、ブラッシングによる頭皮マッサージを組み合わせるのが断然おすすめです。先端に適度な丸みがあり、頭皮に触れた時に弾力性のある頭皮マッサージ専用のクッションブラシを使いましょう。

ブラシによる頭皮マッサージは、耳の真上から頭頂部に向かって、**圧をかけながらジグザグに大きくほぐして**いきます。これを左右10回ほど繰り返します。

その後、**頭頂部を小さい「の」の字を描きながら、くいっくいっとプッシュ**。少しずつ左右前後にずらしてマッサージ。ぽかぽか気持ちよくなるまで続けましょう。

こうしてマッサージすることで髪に栄養やホルモンが届きやすくなるのはもちろん、**頭のコリがとれてリラックスでき、睡眠の質にもよい影響を与えてくれます**。

私も職場で診察の合間にやっていますが、頭もすっきりして髪も元気になるので、ぜひ男性にもブラッシングはおすすめです。

第7章

育毛最前線

～知っておきたい育毛剤・薄毛治療の最新～

MEDICINE

MEDICINE 1

薬や育毛剤に手を出す前に専門医に相談を

これまで、薄毛の対策としては、**何よりも髪が元気に成長するための土台、体を手に入れることが大切である**と、繰り返しお話ししてきました。

○○を食べれば絶対病気にならない！　××をすれば誰でも絶対やせる！　という正解が決してないように、薄毛対策にも簡単でラクな正解というものは、まだありません。

でも、**健康な体と正しい生活習慣という、いたってシンプルなケアが育毛に及ぼす好影響というのも知られていない**のです。だから私は育毛テーマの取材を受けた時には必ず言うセリフがあります。

「正しく食べ、眠り、運動すれば、髪は勝手に生えてくる」と。

とはいえ、薄毛が気になると、育毛剤やヘアエステを試したい、薬などに挑戦してみたいという人も多いでしょう。ここでは、これまでお話ししてきた髪が成長するための体づくりにプラスして、**内服薬・外用薬・注射・エステなど、併用するとより効果的な育毛治療**になる、**育毛最前線**についてご紹介します。

最近では開発と研究が進み、育毛治療にも外用薬から内服薬、注射などさまざまなアプローチ法があります。

外用薬の代表選手、育毛剤などはドラッグストアでもいろいろと手に入るので、すでにホームケアとして使っている人も多いでしょう。後で解説しますが、**育毛剤は育毛に効果的な成分がどれくらい入っているかがポイント**になります。もちろん多いほうが効果は期待できるのですが、その分刺激も強いので、合わないと頭皮が熱く感じたり、炎症を起こす場合があります。今はインターネットで海外のものを購入する方も多いようですが、日本では認められていない成分が配合されているかもしれないので注意が必要です。

本気で育毛治療に臨みたいのなら、ＡＧＡ専門のクリニックなどで相談してみま

AGAのクリニックへのヒアリングポイント

- □治療のメニュー
- □かかる費用
- □治療の効果
- □通う期間

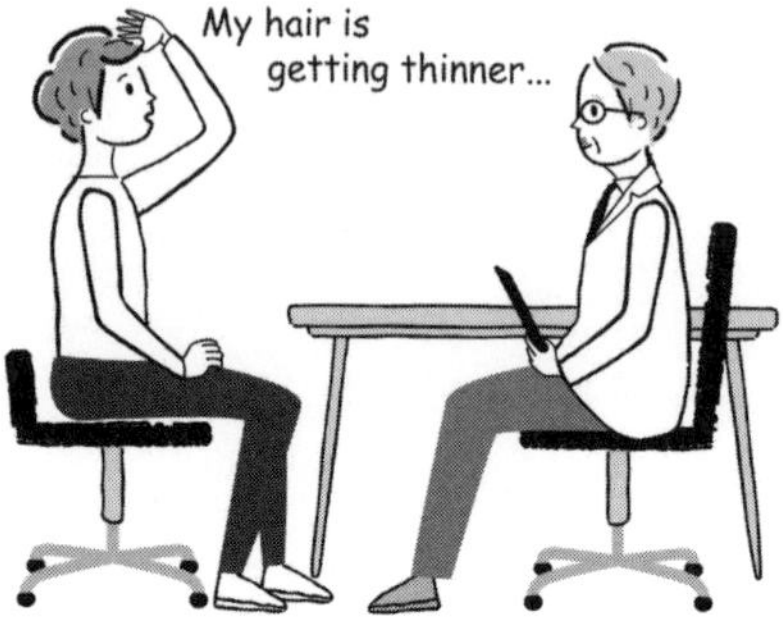

しょう。クリニックによっては、体に足りない栄養から指導してくれるところもありますし、薬だけ処方するだけのところもあり、対応はまちまちですが、事前に診療内容や口コミを調べて自分の希望する治療イメージに近いクリニックを探し、相談してください。

一番怖いのは自己判断で育毛剤や内服薬を購入して、使用してしまうことです。特に内服薬は、中には粗悪な品質だったり成分含有量が日本人には強過ぎたりして、ものによってはＥＤ（勃起不全）、不整脈などの副作用が強く出る場合もあるので、**ネット輸入などで安易に**

購入・服用するのは厳禁です。

また、こうした内服薬は継続して飲み続けないと効果が出ないものばかりですから、長く安全に使用するためにも必ず専門医に相談することをおすすめします。

現代の薄毛対策の内服薬は効果がきちんと期待できます。それゆえ、医師と相談のうえ、上手に安全に取り入れてほしいのです。

\ MEDICINE /
2

育毛剤の主成分ミノキシジルは発毛効果が認められている

まず、一番手に取りやすい外用の育毛剤について具体的にお話ししましょう。

現在、リアップ、ロゲインといった**ミノキシジルが主成分となった育毛剤が販売**されています。発毛成分としていまやすっかり有名になったこのミノキシジル、実はもともと発毛・育毛のために開発された成分ではありません。

ミノキシジルは高血圧の内服薬として用いられ、後に髪を発毛する効果が認められるようになりました。血管拡張作用や血管新生による血行促進と、毛母細胞増加効果によって、薄毛の改善が期待できるのです。いわば偶然に発見された効用なのですが、もともと血圧を下げるための全身に影響がある薬なので、内服するとさまざまな副作用があります。

例えば、**低血圧（めまいやふらつき）・多毛・むくみ・肌荒れ・性欲減退・動悸・**

不整脈などがそう。もちろん、まったく副作用を感じることなく内服を続けられる人もいるのですが、薄毛治療の薬としては比較的副作用が起きやすいのです。なので、内服する場合は事前にメディカルチェックのうえ、半年ごとの循環器系・泌尿器系の検査が推奨されています。こういった理由からミノキシジルは、内服より副作用のリスクが低い外用育毛剤として広く用いられているのです。

男性は女性に比べて頭皮が厚いということもあり、外用育毛剤のミノキシジル配合量は女性用で1％、男性用で5％が主流です。数字が大きいともちろん効果もより期待できますが、かゆみ、赤くなるなど、副作用がより出やすくなります。

また、頭皮から成分が吸収されますので、内服の副作用と同じような症状がまったく出ないとは言えないため、心血管系の病気（降圧剤を飲んでいる）などがある人は、体調もよくチェックして、慎重に使用してください。

もしくは、**初めてミノキシジルの育毛剤を使用する人は、成分1％など配合が少ないものから段階的に使うとよい**でしょう。また、自然由来のミノキシジル類似成分や、頭皮・毛母細胞を健康に導く栄養成分、抗酸化成分、消炎成分などを効果的に配合した育毛剤もあります。単純な発毛刺激だけでなく、健康な頭皮の育成からできるので特におすすめです。

育毛剤は基本、1日2回頭皮に塗布します。脱毛の範囲に関係なく、製品によって決められた量を使うようにしましょう。**頻繁に使用したり量を増やしても効果の増大は認められません。**

MEDICINE 3

医薬品、医薬部外品、化粧品……効果に差はあるのか？

ドラッグストアで育毛剤や育毛シャンプーを購入する時に、**医薬品、医薬部外品、化粧品など、どれが効果的なのか？**　という質問もよく受けます。

たとえるならば、医薬品は医療用レーザー機器です。そして医薬部外品はエステ用美容機器、化粧品は家庭用美顔器、とイメージしていただければいいでしょう。そのくらい差があるのですが、**医薬部外品や化粧品が劣るわけではなく、使い方によっては結果を出します**。定義はあくまでも以下のとおりです。

《医薬品》

予防や治療を目的とした薬で、有効成分の効果が認められています。病院で医師が処方してくれる医療用医薬品や、薬局・ドラッグストアで市販されているＯＴＣ医薬品（風邪薬、胃腸薬、鎮痛剤、点眼薬、滋養強壮剤など）を言います。

《医薬部外品》

効果・効能の認められた有効成分が含まれていますが、人の体に対する作用が穏やかなもので、日常的な不快感の緩和を目的とする育毛剤、入浴剤などが該当します。従来の効能に殺菌や消毒効果を強めた「薬用化粧品」も、化粧品ではなくここに含まれます。

殺虫剤など人または動物の保健目的に使用されるものも医薬部外品です。

また、比較的安全性が高いと判断され、医薬品から移行した整腸薬などの「指定医薬部外品」もこの区分です。

《化粧品》

医薬部外品よりもさらに成分の効果が穏やかになります。人の体を清潔にすること、美しさと魅力を増して肌や毛を健やかにすることが重視されています。体に塗ったり、ふりかける目的で使用されるものが化粧品です。

育毛剤に関しては基本的には医薬部外品ですが、ミノキシジルは「発毛」で承認さ

れている医薬品なので、薬局で販売可能な第1類医薬品に分類されます。また、ミノキシジル成分の濃度によって医薬部外品や医薬品に分かれている場合もあります。ちなみに第1類医薬品はドラッグストアでは薬剤師の説明がないと購入できません。

いずれにしろ、自分の体調や持病など不安がある場合は、購入前に医師や薬剤師に相談しましょう。成分の配合が多いからと安易に海外のサイトなどで個人輸入して使用するのは、安全面でおすすめできません。

＼MEDICINE／

4

ＡＧＡの内服薬は副作用に注意する

主な育毛治療の一つに内服薬もあります。**フィナステリド（成分名）は、「プロペシア®」という商品名のほうがご存じの方も多い**と思いますが、ＡＧＡ（男性型脱毛症）を進行させるホルモン、ジヒドロテストステロン（ＤＨＴ）の産生をブロックするお薬です。現在すでに60カ国以上で承認されている、**医師が処方するＡＧＡ治療薬**で、円形脱毛症や抗がん剤などによる脱毛症には適用されません。

ＡＧＡは、テストステロンが5αリダクターゼ酵素によってジヒドロテストステロン（ＤＨＴ）に変換され、新しい毛を作り出す毛母細胞の働きを抑えてしまうことで薄毛や抜け毛になりますが、フィナステリドは1日1回の内服で、5αリダクターゼ酵素のテストステロンへの働きを阻害するのです。

内服を続ける限り98％の方で、AGAの進行が止まる、もしくは改善します。すごい薬ですよね！

でもいくつか副作用には気をつけないといけません。

副作用として有名なのが性欲減退とED（勃起不全）で、それぞれ1％前後見られます。長期に内服することで、精子減少なども確認されているので、これからお子さんが欲しいと考えている方は慎重に検討したほうがいいですね。

また、前立腺がんのマーカーであるPSA（血液中にある前立腺に特異なタンパク質の一種）が半減するため、フィナステリドを飲んでいる場合は、それを主治医や健康診断先に伝えるようにしましょう。

内服薬は一度飲み始めるとずっと継続しないといけないのがネックです。そして、育毛剤もそうですが、最低3カ月から6カ月継続しないと効果が分かりづらいものです。

ちなみに薬の費用ですが、参考までに以下のような例を出しておきます。

本家「プロペシア®」の他、ジェネリックのフィナステリド錠1㎎として、「ファイザー」「サワイ」「トーワ」などが、製薬会社からAGA治療薬として販売されています。

クリニックによって価格設定は異なり、1カ月分3000〜7000円くらいが目安。概ね「プロペシア®」が高めの価格帯で、ジェネリックはそれより1000〜2000円安く設定されているようです。

●価格例（クリニックによりバラつきあり）

「プロペシア®」（MSD社）　4200円〜／月

フィナステリド錠「**ファイザー**」　3400円〜／月　ジェネリック

フィナステリド錠「**サワイ**」　3800円〜／月　ジェネリック

フィナステリド錠「**トーワ**」　4300円〜／月　ジェネリック

フィナステリドという主成分はみな同じですが、添加物や剤形が異なるため、それによる吸収率の違いや体質との相性の差（アレルギーなど）は起こりえます。またクリニックのオリジナル処方では安く作れますが、日本未認可のため、安全性の信頼度はやや劣ります。

どちらにしても薬を安く処方しているクリニックは、処方だけのリピーター確保のため価格を低く設定していることもあります。薬だけお手頃価格で手に入れたい、という時には便利ですが、その他の細やかな薄毛治療は期待しづらいかもしれません。

また、AGA治療薬も育毛剤と同様に、海外のものを個人輸入で購入するのは安全面でおすすめできません。厚生労働省のホームページでも注意喚起されているように**AGA治療薬は医師の処方箋が必要な医薬品**です。

クリニックを受診し、正しく服用するようにしましょう。

MEDICINE

5

育毛注射は高額と心得て定期的に続けないと効果も続きません

頭皮に直接、発毛成分を注入するのが育毛注射です。

有効成分として使われるのは、**ミノキシジルと成長因子の2つが中心**。ミノキシジルは内服・外用のところでお話ししたように発毛に効果的な成分で、成長因子とは体内における特定の細胞や分化を促すタンパク質のこと。これが入ることで毛母細胞の活性化、頭皮環境の改善が期待できます。

クリニックによっては単独成分の場合も、両者に栄養成分や抗酸化成分をオリジナルで配合して「育毛注射」としているところもあるので、治療を受ける前に医師にどんな成分が含まれているか、聞いておくと安心です。

ミノキシジルは分子量が小さいので、塗るだけでも浸透しますが、成長因子は分子量が大きいため、ただ塗るだけでは効果がないので注射が基本になります。痛みが苦手な場合は、針を使わず導入である程度浸透を高めることはできるので、施術方法についても確認しましょう。

育毛注射は針で入れるため、確実に頭皮に成分を届けられますが、**ネックなのが費用で、週に2～4回の通院で1カ月当たり数万円～となかなか高額**です。また、定期的に行わないと効果が続きません。やめてしまうとまた徐々にもとに戻ってしまいます。

髪は本来、栄養やホルモンや自律神経の総合的な働きかけで、頭皮や毛母細胞に血流や栄養成分、ホルモンや成長因子が毎日届けられて作られるもの。その土台が整っていないうちは、育毛注射ではじめは多少効果が見られても、そのうち反応が低下してくることもしばしばです。**育毛注射に頼りきるより、食事・睡眠・運動・ストレス緩和で体内環境を整えることが一番有効で持続性があり、後戻りが少ない**と、やはり私は思ってしまいます。

それでも育毛注射を取り入れたいなら、体内環境を整えての発毛へのアプローチは変化が穏やかで時間がかかるので、**発毛のブースター（勢いづけ）として取り入れる**、またはある程度体内環境を整えてから、髪の生える体づくりとともに補助的に使うのはいいかもしれません。

初めに解説したとおり、**髪が生える土台づくりをしないと、費用や時間をかけて育毛注射や育毛剤を使っても、髪はなかなか根本的に元気にならない**からです。

MEDICINE 6

頭皮エステはリラックス&ストレス解消におすすめ

注射や内服といった医療行為以外にも、エステやサロン、鍼灸《しんきゅう》などで頭皮やヘアケアをするのも薄毛対策には有効です。

最近では美容院や理髪店でも頭皮マッサージ、ヘッドスパなどをメニューに取り入れているところが多く、男性からの注目も高まっているようです。中には男性専用のサロンもありますよね。自分でやるより、たまにはプロの手によって気持ちよくケアしてもらうのもいいでしょう。

ヘッドスパや頭皮マッサージは、コリをほぐして血流を改善することで頭皮環境を整えてくれます。頭皮環境が整えば、栄養やホルモンが届きやすくなり、薄毛の改善へとつながります。

また、**エステにはリラクゼーション効果も期待できるので、ストレス緩和・睡眠の質向上にもつながります。**人の手でマッサージやケアをしてもらうと気持ちよくて眠ってしまうのが、まさにリラクゼーション効果。26ページのチェックシートで特にストレスの項目で当てはまるものが多かった人は、たまには贅沢してこうしたケアを受けてもいいでしょう。

エステサロンも費用はある程度かかるので、月に何度も利用するのは難しいですが、1～2カ月に1回利用して、頭皮のチェックとリフレッシュに利用するのはおすすめです。

ただし、やはりいちばんはプロローグでも解説したように、**シャンプー、頭皮マッサージ、ブラッシングなどのホームケアを習慣化すれば、お金もかからず、十分な効果も期待できる**のです。

プロの施術と自身でのホームケアを上手に組み合わせて、頭皮にとっていい環境を作っていきましょう！

薄毛対策をサポート!

HAIR CARE GOODS

おすすめヘアケアグッズ

食事・睡眠・運動・ストレスの4つの体内改善にトライしながら、日頃のヘアケアをきちんとすることで、さらに薄毛を改善できます。ヘアケアする時に、より効果が上がるよう、ブラシやシャンプー、育毛剤などにこだわって。私がクリニックでおすすめしている薄毛対策のためのサプリやグッズをご紹介します。

※こちらに掲載された製品の価格はすべて税抜き価格です(2019年6月現在)。

GOODS 01

デンキバリブラシ

低周波の働きで
コリ固まった頭皮の血流を改善

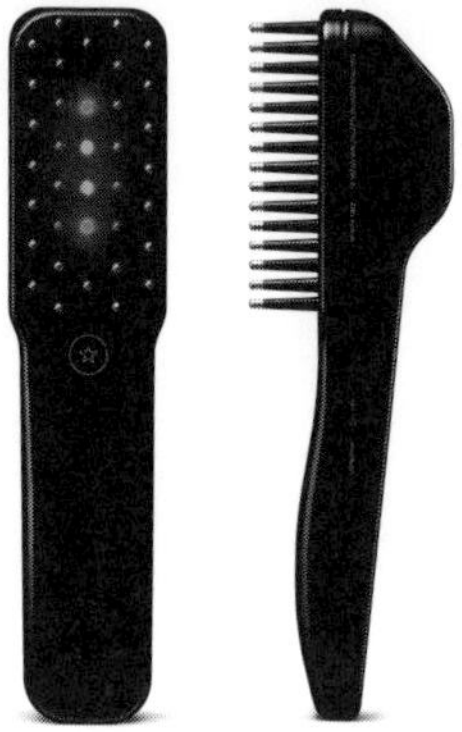

ブラシの先端の32本のピンヘッドで頭皮のコリにアプローチ。ピンヘッドから生じる低周波で頭皮のコリをほぐし、毛根を活性化させます。1日1回10～20分、ブラッシングするようにデンキバリブラシを当てるだけでOK。電気刺激がアドレナリンに働きかけ、ストレス解消やリラックス効果もあります。かなり高額ですが、顔のたるみやむくみにも対応しているので、家族全員で使えます。

18万円

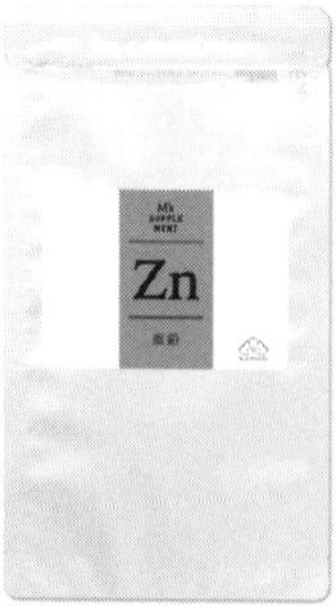

GOODS 02

M's supplement Zn

髪の成長に欠かせない
亜鉛はサプリで効率的に

髪の素、タンパク質の生成に欠かせない亜鉛。不足しやすい栄養素であり、加齢とともに吸収率が低下するので意識的に摂取することが重要。食事が不規則な人はサプリメントを上手に利用しましょう。

内容量:60カプセル　6000円

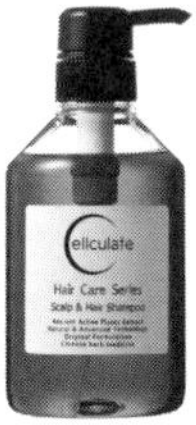

GOODS 03

セルキュレイト スカルプ＆ヘア シャンプー

頭皮に優しく、なめらかな仕上がりを実感できるシャンプー

アミノ酸系洗浄剤を配合した、頭皮と髪にマイルドなノンシリコンシャンプー。厳選された和漢植物エキスを贅沢に配合することで頭皮の状態を整えながら、毛穴をしっかり洗い上げます。適量を手に取り泡立ててマッサージするように優しく頭皮を洗い、泡立てたまま1〜2分放置後、すすぐだけでOKです。

内容量:500ml 4500円　200ml 2500円

※アロマ成分配合のシャンプーもあります。

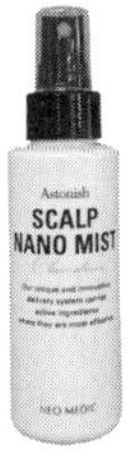

GOODS 04

アストニッシュ スカルプ ナノミスト

最先端の特許技術で頭皮への浸透がアップ

頭皮の状態をよくする10種類の成分や、最新育毛成分のミノキシジル近似成分、キャピキシルなどが配合されたミスト。最先端の特許技術により、頭皮への浸透力が飛躍的に高められています。シャンプーの後などに手軽に使えるのも便利です。

内容量:100ml 8000円

約3カ月の育毛ケア&生活改善でここまで改善！

63歳男性。典型的なAGAのO字タイプ。運動は好きだが育毛ケアはほぼ未体験

BEFORE

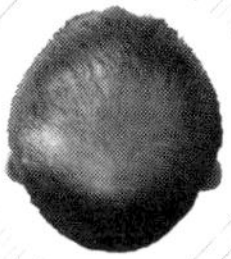

育毛ケア前

→

AFTER

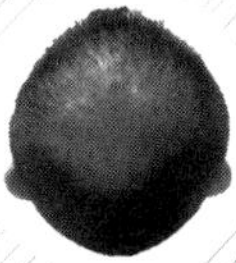

約3カ月後

約3カ月の生活改善と育毛ケアを実践。髪の一本一本が太くなり、頭頂部の薄毛に明らかな改善が見られる

田路先生の診断のもと、育毛ケアとして「アストニッシュ　スカルプ　ナノミスト」を朝晩塗布後、軽く頭皮マッサージ、プロペシア®の服用を実施。生活改善として、腹筋などの軽い筋トレとストレッチをほぼ毎日、週2〜3回のランニング30分、ビタミンC、Bのサプリ服用、栄養バランスに気を配ることも心掛けた。

あとがき

薄毛の特効薬ができたらノーベル賞、と言われます。裏を返せば、〝それは限りなく不可能に近い〟という意味でもあるんですね。

だからこそ、新しい育毛成分を魔法の薬みたいに扱う広告やそれに飛びつく人たちを見て、いつも思っていたんです。

それはちょっと違うんだけどなぁ……と。

育毛外来を立ち上げる際に、一つだけ譲れないことがありました。同じ薬を出すだけ、注射を繰り返し打つだけの外来には絶対にしたくない。ちゃんと治れば通院終了、という根本治療が基本の外科領域に身を置いてきた私には、薬をやめればまた戻ってしまう治療では、意味がないと感じられたからです。

たった一つのスイッチを押せば生えてくる、そんな単純で都合のいいものではないけれど、体の中がよいサイクルで動き始めれば、髪はきちんと元気を取り戻します。この本を読み終えた時、貴方の髪や体への意識が今までと変わり、ひとつでもふたつでも悪い習慣を変えてみようと思ってくれたなら、それこそ著者冥利に尽きます。

本づくりは私にとって初めての経験になりましたが、はじめにお話を下さり、的確なスケジューリングとアドバイスで私を完走させてくださった集英社の志沢さん、髪にまつわる膨大な情報を皆さんに分かりやすく伝えるため、素晴らしい構成とたたき台を提示してくださった百田さん、多忙な中、さまざまなマネジメントとサポートをしてくれた松倉クリニック広報の岩崎さん、そして直接はお目にかかれませんでしたが、文字の向こう側で活躍してくださったデザインの宮澤さんと校正の鷗来堂さん。

それぞれの役目を負った多くの人の熱量と尽力があって初めて、よい本が生まれるのだと痛感しました。

チームとして集まって下さった方々に、この場を借りて心より御礼申し上げます。

力を合わせて作る……それって実は、〝髪〟と同じなのかもしれませんね。

田路めぐみ

2019年6月

松倉クリニック医師

田路《たじ》めぐみ

神奈川県出身。

平成9年、東京大学医学部医学科卒業。日本形成外科学会専門医、日本抗加齢医学会専門医、日本頭蓋顎顔面外科学会会員、日本外科学会会員。虎の門病院外科レジデント修了後、東京大学形成外科医局に入局。帝京大学、東京大学、国立国際医療センターにて形成外科の研鑽を積み、焼津市立総合病院、国保旭中央病院にて形成外科科長を務める。その後国立がんセンター東病院頭頸科、せんぽ東京高輪病院（現JCHO東京高輪病院）形成外科を経て、2014年より松倉クリニックに勤務。美容のみならず形成外科・再建外科としても活躍し、その幅広い臨床経験から、患者さんの状態やニーズに合わせて柔軟に治療法を選ぶ総合的な診療を得意とする。自らの薄毛経験も活かし、体全体とストレスまで考慮した総合育毛治療がクリニックでも人気を呼んでいる。
●松倉クリニック
https://www.matsukura-clinic.com/

装丁・本文デザイン／宮澤大起
イラスト／きくちりえ（Softdesign）
制作・編集／百田なつき
校正／鷗来堂

編集／志沢直子（集英社）

東大医師《とうだいいし》が教《おし》える最強《さいきょう》の育毛革命《いくもうかくめい》

～ラーメンやめれば髪《かみ》は勝手《かって》に生《は》えてくる

2019年7月10日　第1刷発行

著　者　田路《たじ》めぐみ
発行者　茨木政彦

発行所　株式会社　集英社
〒101-8050　東京都千代田区一ツ橋2-5-10
電話　編集部　03-3230-6143
　　　読者係　03-3230-6080
　　　販売部　03-3230-6393（書店専用）

印刷所　凸版印刷株式会社
製本所　株式会社ブックアート

ISBN978-4-08-788012-0 C0077